成人吞咽障碍
临床吞咽评估
指导手册

王如蜜◎编著

北京科学技术出版社

图书在版编目（CIP）数据

成人吞咽障碍临床吞咽评估指导手册 / 王如蜜编著. —北京：北京科学技术出版社，2018.6（2021.1 重印）

ISBN 978-7-5304-8871-3

Ⅰ.①成… Ⅱ.①王… Ⅲ.①吞咽障碍—评估—手册 Ⅳ.① R745.104-62

中国版本图书馆 CIP 数据核字（2017）第 188709 号

成人吞咽障碍临床吞咽评估指导手册

编　　著：王如蜜
策划编辑：宋玉涛
责任编辑：杨朝晖　周　珊
责任校对：贾　荣
责任印制：李　茗
封面设计：异一设计
版式设计：天露霖文化
出 版 人：曾庆宇
出版发行：北京科学技术出版社
社　　址：北京西直门南大街16号
邮政编码：100035
电话传真：0086-10-66135495（总编室）
　　　　　0086-10-66113227（发行部）　0086-10-66161952（发行部传真）
电子信箱：bjkj@bjkjpress.com
网　　址：www.bkydw.cn
经　　销：新华书店
印　　刷：北京宝隆世纪印刷有限公司
开　　本：720mm×1000mm　1/16
字　　数：136千字
印　　张：7.25
版　　次：2018年6月第1版
印　　次：2021年1月第2次印刷
ISBN 978-7-5304-8871-3/ R · 2368

定　　价：58.00 元

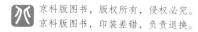

致谢

感谢以下老师的指导。

张长杰　中南大学湘雅二医院康复医学科主任，教授

李月裳　香港中文大学医学院耳鼻咽喉 – 头颈外科学系言语治疗科主管，副
　　　　教授

罗家东　香港中文大学医学院耳鼻咽喉 – 头颈外科学系言语治疗科言语治疗
　　　　师，副主管

王维明　香港中文大学医学院耳鼻咽喉 – 头颈外科学系言语治疗科言语治疗
　　　　师

谢仉贤　香港中文大学医学院耳鼻咽喉 – 头颈外科学系言语治疗科在读博士
　　　　研究生

张　亮　日本庆应义塾大学康复医学科医学博士

感谢协助整理。

尹海艳　中南大学湘雅二医院康复医学科言语治疗师

感谢深圳健安医药有限公司对本书的支持。

序一

作为一名长期奋斗在临床一线的康复医生，我深知吞咽障碍带给病患的痛苦，作为吞咽障碍康复团队的一员，我也在不断学习如何与团队一起为患者制订更优更有效的吞咽障碍管理方案。

在临床工作中，我发现有部分单位及同行经过简单的饮水试验、进食试验或一系列筛查量表便判定病患为吞咽障碍患者，而在吞咽障碍标准管理流程中，筛查试验和量表只是第一步。如要给患者下吞咽障碍的诊断，必须要由专业人士将筛查后的"吞咽障碍高风险人群"做进一步临床吞咽评估（clinical swallow evaluation，CSE）方可做出相关诊断。CSE 的详细说明是本书的重点及亮点，如 CSE 仍然不能明确诊断，则要借助仪器评估等进一步明确。

王如蜜作为我科言语治疗师长，不仅乐于学习，业务过硬，也喜欢独立思考、擅长总结，和各吞咽相关兄弟科室主动合作，带领我科言语治疗师团队近年来为上千名来自全国的吞咽障碍患者提供诊疗服务，积累了不少成功案例与宝贵经验。她查阅了不少国内外经典专业书籍与最新研究文献，把自己的工作经验与参考文献的理论方法有机结合，编著了本书，相信读者从本书中可以深刻体会作者心血，并从其诊疗思路和总结中受益。

作为科室主任，我一直身体力行地支持年轻治疗师们的工作，在此祝贺《成人吞咽障碍临床吞咽评估指导手册》一书出版！祝贺王如蜜近两年的笔耕不辍、辛勤劳动终于修成正果，也希望有更多一线的治疗师们勤思考、勤学习、勤总结，期待更多出自治疗师的专业书籍出版。青出于蓝胜于蓝，你们可以的！

张长杰

中南大学湘雅二医院

康复医学科主任、教授

序二

　　无论在香港或内地，推广言语治疗知识都是很重要的工作。我从 2015 年开始有个构想，希望把做培训的经验和材料编集成书，成为一本附有评估表格的言语治疗工具手册。王如蜜 2016 年在香港中文大学做短期的学习交流，加入了我的工作团队，开始协助编撰这份结集。

　　吞咽障碍是该结集的其中一章，当如蜜交来初稿的时候，我发觉她加入了很多吞咽治疗工作的亲身体会，并且材料丰富；我便鼓励她把这章抽出来独立成书，此即本书的蓝本。

　　言语治疗发展日趋蓬勃，百花齐放，想要专业健康发展，极需要高质量的材料。现喜见如蜜的心血结晶——《成人吞咽障碍临床吞咽评估指导手册》面世，这对于吞咽障碍的处理，增添了一份宝贵的参考，直接提高这方面的水平。

李月裳

香港中文大学医学院

耳鼻咽喉 – 头颈外科学系

言语治疗科副教授兼主管

前言

在我国，吞咽障碍康复论坛一直是众多康复会议中热门论坛之一，且成人吞咽障碍康复较儿童吞咽障碍康复先行一步，得到国内众多专业人士广泛关注与推动，越来越多的专业人士投身吞咽障碍康复工作。已有不少吞咽障碍康复专业书籍供大家学习参考，其中窦祖林教授主编的《吞咽障碍评估与治疗》堪称经典，是业内人士的"圣经"之选，吞咽障碍的许多理论基础和实践框架建议大家从《吞咽障碍评估与治疗》等书中学习。本书的重点是展开论述成人吞咽障碍康复评估中最重要的部分、也是不可缺少的部分——临床吞咽评估（clinical swallow evaluation，CSE），从一名言语治疗师（speech-language therapist，ST）的角度梳理吞咽障碍康复实践，尤其是 CSE 实践中的问题。

众所周知，吞咽障碍的评估与治疗是 ST 的工作职责之一，美国言语语言听力协会（American Speech-Language-Hearing Association，ASHA）于 2001 年发表了一份关于言语语言病理师 / 言语语言病理学家（speech-language pathologists，SLP）（国内仍称为言语治疗师，ST）在吞咽和喂养障碍中作用的重要声明：SLP 在评估和治疗婴儿、儿童和成人（包括老年人）患者吞咽和营养支持障碍中担当重要角色（ASHA，2001）。该声明确定了 SLP 在吞咽障碍康复团队中的关键作用，对 SLP 在吞咽障碍评估与管理中担任的角色做了很好的说明。SLP 在吞咽障碍康复中的工作包括吞咽障碍的预防、评估、诊断、治疗、咨询、教育、培训、倡导、研究等，SLP 也是吞咽障碍康复团队的核心成员。在临床中，SLP 较团队其他成员能更细致地观察和体会到吞咽障碍患者的症状体征、干预治疗效果、康复转归等变化。美国 90% 以上的 SLP 在医疗机构、10% 的 SLP 在学校为吞咽障碍患者提供服务。

在吞咽障碍康复过程中，CSE 无疑是 SLP 的"金饭碗"。需要专业的培训与长时间的临床实践摸索才能掌握 CSE 的精髓，CSE 也是体现不同 SLP 专业水准的"分水岭"。CSE 结果的准确性直接影响患者的康复效果，而在临床实践中，有些专业人士往往忽视了 CSE 的重要性，而着重强调某一个评估手段及方法，忽视了架构吞咽障碍评估最本质的框架——CSE，有的甚至以部分吞咽筛查手段如饮水试验代替 CSE，或者直接跳过 CSE 制订吞咽障碍的康复目标与计划。

本书以浅显易懂的文字、清晰明了的流程告诉读者如何操作成人吞咽障碍中的 CSE，以及为什么要这样操作评估，依据是什么，以科学严谨的态度对待吞咽障碍康复工作，兼具实用性和可操作性。相信无论您是从业多年的吞咽障碍康复工作者，还是入职吞咽障碍康复领域的新手，在读此书时都会有耳目一新的感觉。无论您是言语治疗师、医生、护士，还是物理治疗师、作业治疗师、营养师、社工等，这本书都可以作为您开展吞咽障碍康复工作的指导手册、床头学习工具书。希望本书的出版最终惠及中国广大的吞咽障碍病友们。

在此衷心感谢中南大学湘雅二医院康复医学科张长杰主任，他一直默默支持我的工作、给予我充分的发展空间；特别感谢香港中文大学耳鼻咽喉 - 头颈外科学系言语治疗科李月裳教授以及李教授团队给予我的大力支持，李教授教导我沉下心来思考、沉淀专业，并在香港中大访学期间给我安排充足的时间观察实践、起草撰写本书；感谢言语治疗师罗家东老师和王维明老师帮助我明晰评估思路、修改书稿，感谢言语治疗师谢仇贤老师帮助我修改和整理书稿，感谢日本庆应义塾大学康复医学科张亮博士帮助补充、修订书稿内容，感谢北京资深儿童美术教育导师毛容容老师为本书配上漂亮的插画，感谢 3D-Body APP 授权提供解剖图片，感谢科室言语治疗师尹海艳老师帮助拍摄图片、整理书稿和与出版社联系。由于知识、积累及时间有限，书中不足之处，还望广大读者批评指正。

王如蜜

目录

第一章

成人吞咽障碍基础知识

一、吞咽障碍的定义

民以食为天，吞咽（swallowing）是维持生命活动必不可少的基本生理功能，和人们的生活质量密切相关。对于吞咽障碍的定义与分期，一直存在分歧。吞咽障碍有多种定义。国内普遍定义：吞咽障碍（dysphagia，deglutition disorders，swallowing disorders）是指由于下颌、双唇、舌、软腭、咽喉、食管括约肌或食管功能受损，不能安全有效地把食物由口送到胃内取得足够营养和水分的进食困难（窦祖林，2009）。最常被使用的定义：吞咽障碍是指食物由口腔到胃的移动过程发生困难。后来部分言语治疗师采用新的定义，扩大了吞咽障碍所涵盖的范围。新的定义包括准备吞咽时的所有行为、感觉和主要动作反应。这些反应包括了患者是否能够意识到自己即将进食、能否以视觉辨识食物，以及对食物气味与食物本身产生的一切生理反应，如唾液的增加（Leopold & Kagel，1996）。近年来康复医学的发展和新的医学模式的普及，使得吞咽方面的问题从单纯解剖生理层面的吞咽过程问题扩展到精神心理认知等原因引起的行为问题，因为即使在吞咽"通路"上没有任何解剖生理变化，由于精神、心理、认知等原因造成的行为问题也足以使患者出现吞咽障碍（才藤荣一，2007）。目前吞咽障碍的广泛定义为"由于情感、认知、感觉和（或）运动行为障碍影响食物从口到胃的过程，导致未能维持水和营养的需要，出现窒息风险和误吸"（Tanner，2007）。因此，在临床实践过程中，为了更好地对吞咽障碍患者进行管理，我们在处理吞咽问题时也应从广义的吞咽障碍定义来理解。吞咽障碍可见于婴儿、儿童和成人（包括老年人）患者，不同年龄段患者的评估与治疗方案取决于患者的发育、认知和生理状况，此手册集中讲述成人患者的吞咽障碍。

二、吞咽分期

深入了解吞咽不同时期的生理过程，有助于准确剖析吞咽障碍的原因所在，为制订准确、详尽的治疗计划提供依据。常用吞咽分期模式有三种，分别为三期模式、四期模式和五期模式。三期模式和四期模式是狭义生理学上的吞咽模式；五期模式是较符合康复医学"全人"理念的临床模式。

（一）三期模式

根据时间和空间的不同，狭义上可将吞咽过程分成口腔期（oral stage）、咽期（pharyngeal stage）和食管期（esophageal stage）。

（二）四期模式

上述口腔期又可以进一步分成口腔准备期（oral preparatory）和口腔推进期/口腔期（oral propulsive stage），即可将吞咽过程分为口腔准备期、口腔推进期/口腔期、咽期和食管期。

（三）五期模式

如脑卒中患者可由于注意力下降不能保持坐位、上肢和手指运动功能异常、对吞咽的恐惧心理等问题引起吞咽障碍。在口腔准备期之前，上述单纯的认知等过程可以造成吞咽问题的出现，因此在上述四期模式的基础上增加一个分期，称之为认知期/口腔前期（cognitive phase/ preoral phase），有些书中也称作先行期（anticipatory stage）。因此，在实际临床工作中，我们的视点更需要从狭义的吞咽障碍扩展到广义的吞咽障碍。

三、吞咽各期的特点

了解吞咽各期的特点是吞咽评估的前提，需要将整个吞咽过程中各个组织器官发生的变化、如何相互配合熟记于心。为了让大家更清晰地理解吞咽的生理过程，我们可以把与吞咽有关的各个器官组织及其间的相互配合形象地比喻为五个房间和五个门。五个房间分别是口腔、鼻腔、咽、喉和食管。五个门分别是嘴唇形成的门、舌和软腭形成的门、软腭和咽部形成的门、喉部的门（又分为三道小门：会厌反转、假声带、真声带）和环状括约肌形成的门。

正常的吞咽动作需要每个房间的空间按照一定顺序扩大和缩小、每个房间的门按照一定顺序开关才能顺利地完成。

> 熟记与吞咽有关的五个房间和五个门！！！
>
> 五个房间：①口腔；②鼻腔；③咽；④喉；⑤食管。
>
> 五个门：①嘴唇；②舌和软腭形成的门；③软腭和咽部形成的门；④喉部的门（又分为三道小门：会厌反转、假声带、真声带）；⑤环状括约肌。

（一）认知期

认知期（图 1-1）包括患者意识到自己即将进食，对食物气味及食物本身产生的生理反应（如分泌唾液），对将要摄取食物的硬度、一口量、温度、味道、气味的认知并决定进食的速度及食量，同时预测口腔内处理方法，并通过肢体送入口中的阶段。

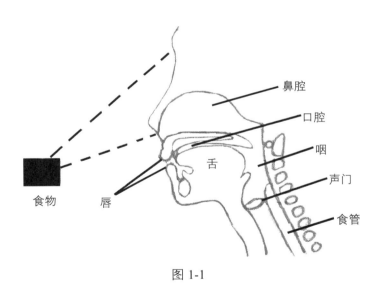

图 1-1

（二）口腔准备期

现将口腔准备期（图 1-2）的过程简单总结如下。

（1）开口（门）闭口（门）的咀嚼运动（伴随侧方运动的上下运动），研碎食物。

（2）舌协助研碎食物并将研碎的食物与唾液混合，形成黏度合适的食团，为吞咽做准备。

（3）软腭与舌根接触，封闭软腭和舌根之间的门，防止食物误入咽部；鼻腔（房间）开放，自由呼吸。

（4）口腔（房间）内食物保持。

（5）咽（房间）和喉（房间）不产生活动，软腭不上抬，鼻腔（房间）和口腔（房间）开放。

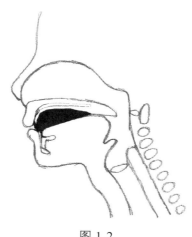

图 1-2

（三）口腔期

口腔期，又称口腔推进期（图1-3），是通过舌的运动将准备期形成的食团送入咽的时期。口腔期需要完好的双唇肌力（防止食物从口腔溢出）、舌头推送力、两侧颊肌肌力（防止食物掉入侧沟）、腭肌肌力（顺畅呼吸）。口腔期时间随着食团的黏度增加而增加，一般少于1~1.5秒。

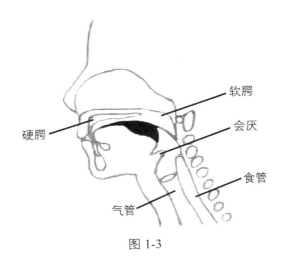

图 1-3

现将口腔期的过程简单总结如下。

（1）舌尖与硬腭接触并逐渐向后挤压，以缩小口腔（房间）空间，提高口腔内压，推动食团进入咽腔。

（2）舌根向前下运动，开放咽腔（房间），形成适合食团下落的通道。

（四）咽期

咽期（图 1-4）是通过吞咽反射将食团从咽送到食管入口处的时期。咽期吞咽的启动标志着吞咽反射的开始，意味着"无折返"，也就是说，这部分吞咽反射一旦开始，就会继续，直到全部动作完成。在这个阶段，食团"强行进入"咽，并被向下传送，直到进入食管上部的环咽括约肌处（Sister Kenny，1986）。

这个时期比较复杂，现将此期的过程简单总结如下。

（1）软腭上举，和咽（门）接触，使得鼻咽腔（房间）关闭。

（2）舌根向后方移动，侧后咽向前方移动，使咽腔（房间）和口鼻腔（房间）关闭。

（3）舌骨和喉头向前上方移动。

（4）会厌反转，盖住呼吸道（喉部的门）。

（5）杓状软骨内收并向前，和会厌底接触，使声门关闭（喉部的门）。

（6）咽部肌肉有顺序地收缩，增加内压，使食团顺利通过咽。

（7）环咽肌放松，使得食管入口处（门）打开，从而使食团顺利进入食管。

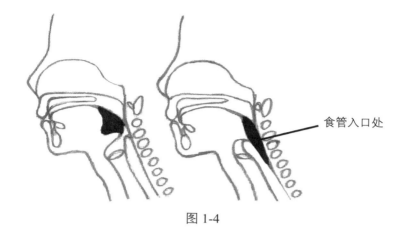

食管入口处

图 1-4

（五）食管期

食管期（图 1-5）是通过食管的蠕动运动和重力作用将进入食管的食团移送到胃的时期。这个时期从食团进入食管入口处开始，一般 8~20 秒。

吞咽和呼吸密切相关，在实际的吞咽治疗过程中，需要考虑到呼吸与吞咽的关系变化。在吞咽时，声门关闭，呼吸会暂时停止。一般在吞咽后出现呼气，这有两个作用：防止空气和吞咽物一起进入食管；清除食物残留。呼吸和吞咽的协调运动是保证吞咽安全进行的根本。

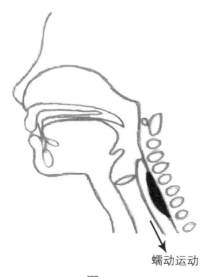

蠕动运动

图 1-5

四、吞咽解剖和生理

了解与吞咽障碍有关的肌肉和神经是临床研究吞咽问题、制订治疗计划的基础。清楚与吞咽障碍相关的肌肉和神经的功能，有助于在临床中对患者进行逐步分析，如分析该患者出现此障碍是由哪条肌肉或神经所致。

（一）与吞咽有关的主要神经

1. 中枢模式发生器

脑干是参与吞咽运动的重要结构，是咽期基本吞咽动作的基础。延髓吞咽中枢也称中枢模式发生器（central pattern generator，CPG），可控制和调节吞咽反射。这个区域虽然受到幕上区域的调节和控制，但在没有幕上区域控制和启动的情况下，外界感觉输入也可以启动基本的吞咽模式动作。CPG 包括两个主要的运动神经元组，一是位于延髓背侧的孤束核及其邻近网状结构内的前运动神经元和运动神经元构成的孤束核-背侧吞咽组（a dorsal swallowing group located within the nucleus of solitary tract，NST-DSG）；一是位于延髓腹侧的疑核及其邻近网状结构的延髓腹外侧-腹侧吞咽组（a ventral swallowing group located in the ventrolateral medulla，VLM-VSG）。背侧区（控制着顺序或节律性吞咽模式的起始、修正和时间）接受周围感觉信息、吞咽皮质和皮质下结构的传入，并对其进行综合处理，产生一系列按照特定时间顺序排列的兴奋；兴奋沿神经传递到腹侧吞咽组，然后又传到疑核吞咽运动神经元和脑桥吞咽神经元，从而启动双侧三叉神经、面神经、舌咽神经、迷走神经、舌下神经和 C1-C3 中枢神经的运动神经池支配的吞咽肌群的活动（Ertekin & Aydogdu，2003）。双侧中枢呈交叉性紧密联系，可保证吞咽的协调完成。腹侧吞咽组含有"开关"神经元（switching neurons），将吞咽兴奋（swallowing drive）分布到各运动神经池（Jean A. Brainstem，2001）。当吞咽神经工作时，沿着解剖路径执行兴奋性和抑制性传递（Zoungrana et al.，1997）。

2. 三个层次的神经控制

中枢模式发生器固然重要，但不是吞咽的全部。为什么临床中很多吞咽障碍的患者中枢模式发生器没有问题而仍然出现各种吞咽问题？原因在于吞咽的神经控制由高位神经系统、脑干以及周围神经三个层次的神经控制共同完成。任何一个层次的神经系统出现问题都会引起吞咽障碍。脑的高级中枢可以控制并直接调控脑干的吞咽反应。正确的吞咽模式的形成需要合适的感觉传入及运动传出，这是大脑相关核团和高级中枢以及分布在口腔、咽部、食管等部位的传入和传出神经共同作用的结果。其中感觉冲动主要通过四对脑神经［三叉神经（Ⅴ）、面神经（Ⅶ）、舌咽神经（Ⅸ）和迷走神经（Ⅹ）］传递到延髓孤束核（nucleus of solitary tract，NTS）。传出功能主要由疑核（nucleus ambiguous，NA）通过舌咽神经（Ⅸ）、迷走神经（Ⅹ）和副神经（Ⅺ）进行调节。当然，除了神经控制问题导致的吞咽障碍，与吞咽相关的骨骼肌以及组织器官的损伤，也会导致吞咽障碍的发生。

（二）与吞咽有关的主要肌肉

参与吞咽的主要肌群包括：表情肌群、咀嚼肌群、舌骨上下肌群、舌肌群、软腭肌群、咽肌群和喉肌群。

各群组的主要肌肉及其功能简述见表 1-1。

表 1-1　与吞咽相关的各肌群的主要肌肉及其功能

肌肉群	肌肉	功能
表情肌群	口轮匝肌、颊肌、笑肌、提上唇鼻翼肌、提上唇肌、颧小肌、颧大肌、提口角肌、降下唇肌、降口角肌、颏肌	口轮匝肌：压缩 颊肌：收缩时将嘴唇回缩 笑肌：嘴唇外拉 提上唇鼻翼肌、提上唇肌：将唇上抬及外翻 颧小肌、颧大肌、提口角肌：微笑时将上唇向外上方拉 降下唇肌：有助于表现悲痛哀伤的表情 降口角肌：嘴角下压，表现出悲伤的感觉 颏肌：嘟嘴
咀嚼肌群	嚼肌、颞肌、内翼肌、外翼肌、二腹肌、下颌舌骨肌、颏舌骨肌	嚼肌、颞肌、内翼肌：下颌打开 外翼肌、二腹肌、下颌舌骨肌、颏舌骨肌：下颌闭合
舌骨上肌群	二腹肌、下颌舌骨肌、颏舌骨肌、茎舌骨肌	二腹肌：下颌固定时，将舌骨向上并向后方拉 下颌舌骨肌：将舌骨向上和向前拉 颏舌骨肌：将舌骨向前拉 茎舌骨肌：提起及缩回舌骨
舌骨下肌群	胸舌骨肌、肩胛舌骨肌、胸甲状肌、甲状舌骨肌	胸舌骨肌：将舌骨和喉部下拉 肩胛舌骨肌：收缩时，下拉舌骨 胸甲状肌：使声褶变短，减少张力和振动频率 甲状舌骨肌：将喉部上提或下压

续表

肌肉群	肌肉	功能
舌肌群	上纵向肌、下纵向肌、舌横向肌、舌垂直肌、腭舌肌、茎舌肌、舌骨舌肌、颏舌肌	上纵向肌：缩短舌头，将舌头向上拉 下纵向肌：缩短舌头，将舌头向下拉 舌横向肌：将舌头变窄并拉长 舌垂直肌：将舌头扁平变宽 腭舌肌：将舌头拉高，舌头向后 茎舌肌：将舌头两侧拉高，舌头向后 舌骨舌肌：将舌头两侧下拉，舌头向后 颏舌肌：将舌头伸出并下压舌头中央
软腭肌群	腭帆提肌、腭帆张肌、腭舌肌、腭咽肌、悬雍垂	腭帆提肌：收缩时将软腭拉向后咽壁 腭帆张肌：拉紧软腭 腭舌肌：收缩时下压软腭或在软腭固定时抬舌 腭咽肌：下压软腭，上抬并收缩咽，抬高喉部 悬雍垂：口腔检查的重要标志，与软腭上抬有关
咽肌群	上咽缩肌、中咽缩肌、下咽缩肌、耳咽管咽肌、茎咽肌	上咽缩肌：将软腭咽部关闭 中咽缩肌：增加对推进食团的收缩或推进压力 下咽缩肌：吞咽时开启食管 耳咽管咽肌：协助咽上抬 茎咽肌：上抬和张开咽部
喉肌群	甲状杓肌、环甲状肌、后环杓肌、外侧环杓肌、杓肌	甲状杓肌：使声褶的主要部分缩短和增厚 环甲状肌：使声褶的长度和力度增加 后环杓肌：拉长、上提和外展声褶 外侧环杓肌：使声褶内收 杓肌：调控声褶之间内侧压缩

来源：David H. McFarland.，2013.

五、其他

（一）吞咽障碍常见病因

引起吞咽障碍的病因很多，中枢神经系统疾病、口咽喉部及食管器质性疾病、神经 - 肌肉接头和肌肉疾病、周围神经病变、手术及药物因素、精神心理因素、社会因素等均可导致吞咽障碍。

（二）吞咽障碍分类

吞咽障碍分为器质性障碍和功能性障碍。器质性障碍又称结构性障碍；功能性障碍是指由神经肌肉疾病引起的功能异常造成的吞咽问题。

（三）吞咽障碍的征兆与症状

（1）不愿在公开场所进餐、进食。

（2）不明原因发热、肺部感染、体重减轻。

（3）患者诉进食后有梗阻感。

（4）吞咽后食物残留在口腔内。

（5）吞咽后出现湿音。

（6）吞咽时出现呼吸变化。

（7）口、鼻反流。

（8）无法自己进食、进食需要辅助、摄食量减少。

（9）进食时间、次数、种类、姿势改变。

（10）一口量减少。成人一口量改为 20ml。

（11）进食或饮水前、中、后呛咳。

（12）患者主诉吞咽困难。

（13）流口水。

（14）构音障碍，言语清晰度下降。

（15）咽部和肺部分泌物增多。

（16）其他。

（四）吞咽障碍的并发症

（1）误吸。误吸是吞咽障碍最常见，且需要优先处理的并发症（Zoungrana et al.，1997）。

（2）营养低下。机体所需营养和液体因进食困难得不到满足，而出现水电解质紊乱、消瘦和体重下降（Langmore et al.，1998；Vivanti et al.，2009）。

（3）因营养不良导致死亡（Hays & Roberts，2006）。

（4）心理与社会交往障碍。因不能经口进食、佩戴鼻饲管，患者容易产生抑郁、社交隔离等精神心理症状（Berzlanovich et al.，2005）。

（5）反复性肺炎。

（6）肺部栓塞。

（7）其他。

误吸性肺炎症状包括：

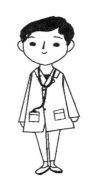

☆长期不明原因的低热，大约在 38℃

☆X 线胸片提示有炎症，特别是右肺下叶

☆白细胞增高

☆咳嗽有脓性分泌物

☆血氧饱和度下降

☆气管及肺听诊有异常

☆出现支气管音、大小水泡音

（五）吞咽障碍评估与吞咽障碍康复团队

1. 吞咽障碍康复团队成员

吞咽障碍康复团队成员包括言语治疗师、护士、营养师、放射科技师、药剂师、职业治疗师、物理治疗师及相关科室医生，而相关科室医生又包括神经科医生、肿瘤科医生、耳鼻喉科医生、放射科医生、消化科医生、康复科医生、老年科医生、呼吸科医生等。

2. 言语治疗师在吞咽障碍评估与管理中的角色

ASHA 2001 年发表了一份关于 SLP 在吞咽和喂养障碍中作用的技术报告，对 SLP 在吞咽障碍评估与管理中的角色做了很好的诠释。报告中提到 SLP 是评估、管理吞咽和喂养障碍的主要专业人员，其工作包括以下几个方面。

（1）执行临床吞咽和喂养评价。

（2）在适宜情况下和医疗专业人员一起执行吞咽功能仪器评估。

（3）识别正常和异常吞咽的解剖和生理。

（4）确定可能或潜在的上呼吸道疾病、消化道吞咽障碍的征兆，转诊给适当的医务人员。

（5）对吞咽和喂养障碍管理做出决策。

（6）制订治疗计划。

（7）提供吞咽和喂养障碍的治疗方案，记录进展情况，并确定适当的出院标准。

（8）为患者及其家属提供咨询和教育。

（9）教育培训与吞咽和喂养障碍相关的专业人员。

（10）作为团队组成部分提供适当服务。

（11）倡导为吞咽和喂养障碍患者提供服务。

（12）通过研究推动知识基础发展。

SLP 应掌握有关上呼吸道、上消化道、吞咽及发声功能方面的知识，以及婴幼儿、儿童和成年人（包括老年人）等所有年龄段患者的解剖学和生理知识。SLP 也应掌握与吞咽和喂养障碍相关的基础医学和行为病因学的广泛知识。此外，他们也应掌握所有的有关沟通障碍的知识，包括认知、语言和行为相互作用的专业知识，因为其中很多知识都可能影响到吞咽和喂养障碍诊断和治疗的各个方面。由于大多数吞咽和喂养障碍患者评估和治疗存在复杂性，需要 SLP 和其他专业人士与家属、照顾者和患者组成一个团队来开展工作。这些团队专业人士的组成因设置、人群和个人需求而有所不同（Krueger W，Conlon B，2006）。

问：言语治疗师等同于言语语言病理学家吗？

答：是的！两者是同一个职业，只是国家或地区间称呼有区别。欧美等国普遍称为言语语言病理师 / 学家（speech-language pathologists，SLP）；英国称为言语语言治疗师（speech-language therapists，SLT）。中国普遍称为言语治疗师。但值得注意的是，由于各个国家及地区言语语言治疗发展程度不一，言语治疗师的资格获得要求、专业能力也会存在很大差异，所以相互之间的身份认同也会存在问题。

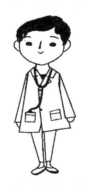

第二章

吞咽障碍筛查

一、目的

吞咽障碍筛查是一项以通过或不通过为结果，发现那些需要进一步进行全面吞咽功能评估或申请其他专业人员和（或）医疗服务的个体的方法（ASHA，2004）。筛查方法要求简单、准确、可靠、安全、经济，有高敏感性、阴性预测值、低似然比（Antonios et al.，2010）。床旁的筛查方法应该是灵敏度、特异性高，且不需要严格培训的，方便管理，符合时间-成本效益比。床旁的筛查旨在筛查出吞咽障碍高风险患者并做进一步评估（Clavé et al.，2008）。

吞咽障碍筛查非常重要，因若检测不出可导致肺炎（Martino et al.，2005）、营养不良风险增加（Dávalos et al.，1996），甚至死亡（Sharma et al.，2000）。不管使用何种筛查工具，开展正式吞咽障碍筛选程序单位的肺炎发生率比没有开展正式吞咽障碍筛选程序的单位低（Martino et al.，2009）。

二、筛查与临床（床旁）吞咽评估的区别

筛查在于发现吞咽障碍的高风险人群，以便将患者转诊去做临床（床旁）吞咽评估，并诊断出隐藏的解剖结构或生理功能异常，使治疗师能实施有效的治疗。筛查只能找出患者有没有吞咽障碍风险，至于吞咽障碍的原因、病理等，则需要由接受了专门训练的言语治疗师做出评定了。即筛查的目的是回答"患者是否属于吞咽障碍高风险人群"，而"确定吞咽障碍"和弄清楚"导致吞咽障碍的原因是什么"则需要进一步的临床吞咽评估和辅助性检查。

在北美、日本、澳大利亚等国家或地区，脑卒中患者在发病之初的 24 小时内，在经口摄食前必须接受吞咽障碍的筛查（Boddice et al.，2010）。

三、筛查方法

Logemann 提出，目前还没有公认的吞咽障碍筛查方法，但我们可以从以下两个方面评估一个筛查工具的优劣。

（1）非侵入性、低风险而且省时省费用的筛查程序。

（2）看两项特性的统计资料：一是要能正确区分出真正有吸入或有残留的

案例（真阳性）（这是敏感度），也要筛掉那些没有任何症状的案例（真阴性）（这是特异性）；二是执行过程中不能造成很多假阳性（没有吸入却被界定成有）或假阴性（有误吸却没被找出来）（Logemann，2005）。

　　2014年，有学者对吞咽障碍筛查工具进行了检索和系统综述。他们运用PubMed和Embase、CINAHL、PsychInfo（原PsychLit）检索2008年至2012年12月所有有关吞咽障碍筛查工具，研究发现只有两个筛查工具有足够的方法学研究质量，且符合7个心理测量学特征［患病率、灵敏度、特异性、阳性预测值（高于70%）、阴性预测值（不少于60%）、阳性似然比、阴性似然比］。

经培训的护士也可以做吞咽障碍筛查

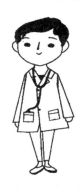

　　护士往往是第一个接触并最频繁接触患者的医务人员，经培训的护士不仅可以识别吞咽障碍症状与体征，进行吞咽障碍筛查、营养风险筛查，还可以指导患者如何安全进食、调整体位等。护士是吞咽障碍康复团队中不可缺少的一员。

第三章

临床吞咽评估

一、概论

临床吞咽评估（clinical swallow evaluation，CSE）称为非仪器评估（clinical non-instrumental evaluation）或床旁检查（bedside examination）（Maccarini et al.，2007）。CSE 为所有确诊或疑似吞咽障碍患者干预的必要组成部分。CSE 包括全面的病史、口腔运动功能评估（或脑神经评估）和进食评估三个部分。对于已确诊吞咽障碍的患者，CSE 有助于改进和更新吞咽障碍干预计划，避免和减少潜在的病情恶化。对于疑似吞咽障碍的患者，CSE 有助于进一步确认是否存在吞咽障碍以及制订最适合的干预措施，如进一步仪器评估、咨询其他医疗专家或者量身定做治疗方案等。CSE 是吞咽障碍诊断与治疗的基础，是评估患者吞咽障碍的核心部分。CSE 可按是否需要进食分为非进食评估及进食评估；可通过主观评估、床边沟通评估、脑神经评估及床旁进食评估等完成。

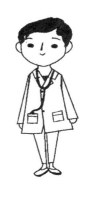

有标准的临床吞咽评估吗？

很多新手言语治疗师会问："有标准的临床吞咽评估工具吗？有现成的临床吞咽评估量表吗？"

回答是："没有。"临床吞咽评估是一个框架，里面有既定的组成部分，但每个部分的评估依患者个体差异、当时所处的环境以及言语治疗师的经验、专业学识不同而不同。所以临床吞咽评估也是考查言语治疗师临床水平最重要的部分。

临床吞咽评估流程见图 3-1。

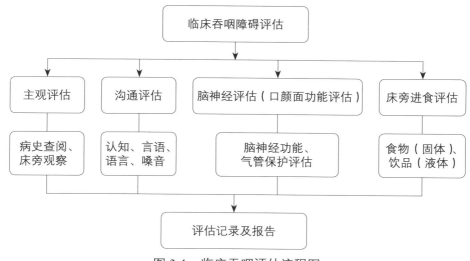

图 3-1　临床吞咽评估流程图

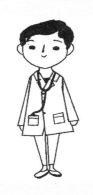

神经疾病患者与耳鼻喉或颌面外科手术患者的临床吞咽评估操作是不一样的

　　耳鼻喉或颌面外科手术患者需要依据"口腔-咽-食管动力泵"功能评估手术治疗的结果。而对于神经疾病患者，需通过评估脑神经来评估临床疗效。此手册不重点阐述两者之间的区别，重在给大家提供一个整体框架，给大家一些启发。

二、主观评估

（一）病史查询

　　言语治疗师通过查阅患者病历，并询问相关医护人员、患者及其家属或照顾者，全面了解患者病史。言语治疗师是吞咽障碍康复团队的核心人员，也是联系各成员的重要枢纽，故言语治疗师须有良好的沟通能力。言语治疗师需要主动与团队中的医护人员、照顾者等沟通。除了评估前的询问，言语治疗师还可以主动邀请医护人员参与临床吞咽评估，让他们充分了解言语治疗师的工作及其工作的重要性。评估后除了和患者及其照顾者交代相关事项，和医务人员的沟通也是非常重要。言语治疗师除了交代评估的内容和结果外，还可以和医护人员一起讨论患者目前的情况及下一步处理，与患者建立良好信任关系。言语治疗师不能只是简单地完成患者床旁评估这一过程，还应主动让团队中的其他成员了解整个吞咽障碍康复工作的重要性。有了解才有参与，有参与才能更好地合作，才能让吞咽障碍康复团队的工作更有成效。

1. 病因及预后

查阅病历时要查看是否有可能导致吞咽障碍的疾病诊断及此次住院的原因；了解临床诊断、影像学检查结果和既往史等，了解与吞咽障碍相关疾病如脑损伤、肿瘤、重症肌无力等的发生发展（如疾病的预后如何、疾病转归如何）。

了解疾病的预后

了解各种疾病的性质、病程及预后对于吞咽障碍评估与管理是非常重要的。如阿尔茨海默病（Alzheimer disease，AD）、帕金森综合征（Parkinson's Disease，PD）等是常见的进行性发展的神经系统退行性疾病之一，且随着疾病发展，患者的各项能力呈渐进性下降，包括吞咽功能，故在吞咽障碍临床吞咽评估中需要考虑此因素。

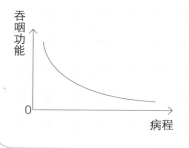

2. 主诉

了解此次出现吞咽障碍的起因、继发症状、出现时间、持续时间、频率、加重及缓解因素等，以及发病前与发病后吞咽功能的变化。

3. 进食模式

了解是经口进食，还是非经口进食。若为非经口进食则还应了解何时开始非经口进食；了解非经口进食装置是长期鼻饲管、间歇鼻饲管、经皮胃造瘘、肠内营养中的哪一种；了解患者的适应性；了解有无相关并发症；了解食物质地及饮品稠度。图 3-2 为经口间歇导管进食。

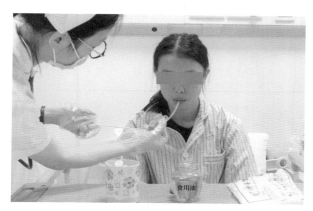

图 3-2　经口间歇导管进食

4. 体温

查看患者近期的体温变化，观察有无不明原因的发热。

5. 体重

了解患者近期的体重变化，将患者发病前与发病后体重进行对比。可以参考如下标准：体重变化（%）＝［通常体重（kg）－实测体重（kg）］÷ 通常体重（kg）×100%（表 3-1）。

表 3-1　体重变化的评定标准

时间	中度体重丧失	重度体重丧失
1 周	1.0%~2.0%	> 2.0%
1 个月	5.0%	> 5.0%
3 个月	7.5%	> 7.5%
6 个月	10.0%	> 10.0%

6. 营养状态

评估经口或非经口进食模式是否能够满足患者水及营养的摄入；了解是否有营养科专业人员参与评估。

7. 药物

了解用药史，特别注意是否使用可造成口干、乏力或延迟反应的药物，因其可能造成吞咽问题。

8. 呼吸系统与呼吸道辅助器具

了解是否有肺炎史、气管切开史，是否需要气管插管和使用呼吸机（图3-3）。若需使用呼吸道辅助器具应了解其类型与装置时间、装置方式。此外，还应了解患者适应性及其是否出现并发症。

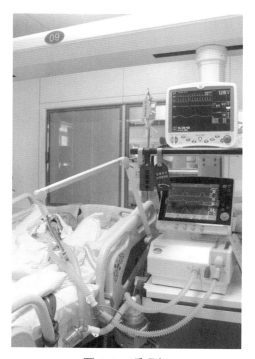

图 3-3　呼吸机

9. 医疗程序

了解目前和之前给予的治疗或预计将要给予的医学处理是哪些。

10. 患者及其家属的意愿

了解患者及其家属对吞咽问题的看法是消极面对还是积极寻求帮助,是被动接受评估干预,抑或拒绝任何相关介入。了解患者是否有强烈的吞咽障碍康复愿望,或对吞咽障碍康复的期待是什么。

(二)床旁观察

治疗师进入病房(也有可能在家中或学校等患者所在地)后,应进行以下观察。

1. 姿势及体位

查看患者卧床(图 3-4)姿势,了解是否可以抬高床头,最高可以抬高多少度;是否可以独立坐床(图 3-5)、坐轮椅(图 3-6)、坐靠背椅(图 3-7);是

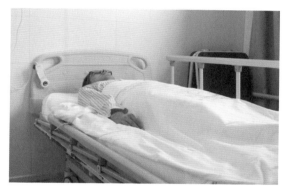

图 3-4　卧床

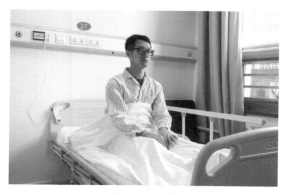

图 3-5　坐床

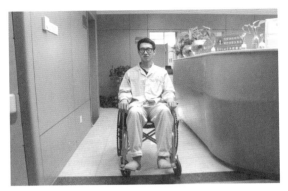

图 3-6　坐轮椅

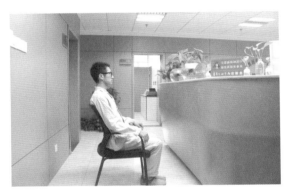

图 3-7　坐靠背椅

否可以保持头颈直立、上半身与下半身呈 90°；是否需要旁边的人协助改变姿势和体位。

2. 反应和注意力

了解治疗师进来后患者的警觉性或反应；了解整个评估过程中患者的注意力保持、转移情况；了解患者是否能够自行清理分泌物。

3. 清醒度和意识水平

治疗师可以一边询问一边观察患者的反应、清醒度和意识水平，确认患者是否可在清醒状态下进食；确认其清醒状态是否随时间变化而变化；确认治疗师评估的时间是否正在患者精神状态较好的时间。临床常用格拉斯哥昏迷量表（Glasgow Coma Scale，GCS）（表 3-2）等来评价意识状态。

表 3-2 格拉斯哥昏迷量表

检查项目	临床表现	评分
A. 睁眼反应	自动睁眼	4
	呼之睁眼	3
	疼痛引起睁眼	2
	不睁眼	1
B. 言语反应	定向正常	5
	应答错误	4
	言语错乱	3
	言语难辨	2
	不语	1
C. 运动反应	能按指令动作	6
	对刺痛能定位	5
	对刺痛能躲避	4
	刺痛肢体屈曲反应	3
	刺痛肢体过伸反应	2
	无动作	1

（来源：吴江，2012：77.）

4. 合作性

治疗师在床旁沟通评估中，可以一边交谈，一边非正式观察患者遵从指令的反应、配合治疗师的程度。

5. 活动能力

观察患者是否可以自行改变体位；观察患者头颈部活动及四肢活动能力如何。

6. 呼吸评估

（1）呼吸频率。一般成人：每分钟呼吸 12~18 次。呼吸过缓：每分钟呼吸次数少于 12 次。呼吸过速：每分钟呼吸次数超过 20 次。

（2）呼吸模式。评估患者是自主呼吸、佩戴氧气管呼吸，还是机械通气；自主呼吸是胸式呼吸、腹式呼吸，还是胸腹式呼吸；是否气管切开或气管插管。气管切开或气管插管患者应注意气管切开或气管插管的种类和尺寸、充气状态、套管留置时间、痰液分泌及处理情况。若套管留置时间超过半年，气管会出现结痂组织而影响喉部上抬幅度；同时还会造成气流量减少，降低对声门下感受器的刺激，从而影响声带闭合度。

（3）呼吸与吞咽。目前越来越多的数据显示，严重的呼吸问题会影响吞咽。言语治疗师需观察患者在休息状态和进食状态下的呼吸频率，如果通气不足，患者就不适合进行任何加重呼吸负担的评估程序。正常吞咽都会抑制呼吸状态，因为吞咽时需要呼吸道暂时关闭（虽然只是一瞬间，但也抑制了呼吸）（Logemann et al.，1992；Martin et al.，1994）。除了呼吸频率，言语治疗师还需要观察患者呼吸与吞咽的配合（吞口水的时间）、呼吸与咳嗽的关系等。有关正常吞咽的研究指出，多数的吞咽（占60%~80%，根据不同的研究发现）会阻断呼气期，所以多数成人吞咽后回到呼气状态。因此，言语治疗师须观察病患吞咽时的呼吸相，以及返回呼吸的呼吸相（Mueller et al.，2011）。还须注意的是：吞咽食物的分量越大，呼吸抑制时间越长。

7. 营养水平

不管何种类型的吞咽障碍患者，在开展评估及治疗之前的首要任务都是进行营养评估，找到正确的营养摄入方式，以保证患者足够的营养物质及水的摄入。2003年，美国医疗机构评审委员会要求有资质的医院在患者入院24小时内完成营养筛查。如果患者存在营养风险，需要请营养师进行更准确的营养评估（Kondrup et al.，2003）。营养科医生、言语治疗师及相关科室医生通过团队的工作形式讨论，并决定患者进食方式。营养风险筛查工具（nutritional risk screening tool 2002，NRS-2002）为常用的营养筛查工具（Kondrup J，Allison SP，Elia M，et al. 2003）。

8. 脱水状况

了解脱水症状，并有针对性地观察患者。脱水症状包括口干、舌干、眼球凹陷、皮肤弹性差、四肢乏力、腋窝干燥、收缩期血压低下、肌痉挛、腱反射减弱或消失、尿少等，严重者出现意识模糊。

9. 口腔卫生

口腔卫生评估在吞咽障碍人群中非常重要。口腔中的细菌生长是导致肺炎的主要原因（Scannapieco，1999）。研究显示，老人口腔卫生条件较差（Pace，McCullough，2010），尤其是存在吞咽障碍的老年人（Langmore et al.，1998）。由于缺乏口腔卫生管理，这些老年人，尤其是有吞咽障碍的老年人容易发生肺炎，从而导致其死亡率和再入院率升高。

　　口腔卫生评估主要检查口腔内是否有痰液黏附、食物残留（图 3-8、3-9），是否有溃疡、结痂、炎症、出血，牙齿是否缺损，是否有牙垢、牙石、假牙，假牙佩戴情况及更换时间。

10. 分泌物情况

观察口腔及鼻腔分泌物，评估其颜色、性质及量。

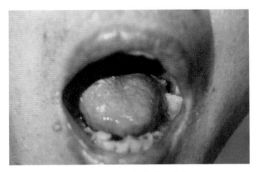

图 3-8　口腔食物残留

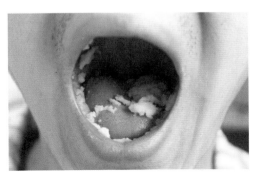

图 3-9　口腔食物残留

三、沟通评估

（一）目的

　　评估患者是否存在脑损伤导致的沟通障碍，以及评估使用代偿性策略和吞咽治疗的可行性。ASHA 认为言语治疗师在诊疗吞咽障碍中的作用十分重要，这对言语治疗正在起步发展的中国是非常值得借鉴的。部分专业人员认为自己只需要专攻吞咽障碍这一亚专业方向，只需要深入了解吞咽障碍各方面的知识即可，其实不然。言语治疗师也应了解所有有关沟通障碍的知识，包括认知、语言和行为相互作用的专业知识，因为其中很多知识都可能影响到吞咽和喂养障碍的诊断和治疗等。也就是说，认知、言语、语言、吞咽四者息息相关，这些专业知识都是互通的。在吞咽障碍的床旁沟通评估中，我们不需要对认知、言语、语言进行成套或标准化测验，只需要简单筛查患者有无认知、言语、语言障碍，以及找出认知、言语、语言障碍与吞咽问题之间的关系和影响即可。

（二）内容

1. 认知

认知是认识和知晓事物过程的总称。认知是人类大脑所特有的高级功能，是人们为适应环境的需要而获得和应用信息的能力，包括注意、记忆、计算、思维及语言等过程。获得性脑损伤可导致多种医学结局，包括躯体、情感和认知等方面的损害。注意、记忆、计算、推理、判断、执行能力以及各种知觉等认知损害必然会严重阻碍患者功能独立和有价值、有成就的生活方式的实现。大量的研究证据向康复专业人员、患者及其家属很明确地表明，认知损害是所有损害中影响患者最终康复结局的最为重要的因素。一项针对265例由于身体残障在日本接受家庭护理服务的老人口腔健康状况、吞咽功能、营养状态和认知能力相互关系的研究显示，口腔健康状况差与认知功能障碍会直接影响佩戴义齿等，且可导致吞咽障碍。认知功能障碍与营养不良呈正相关，且营养不良、吞咽障碍与认知功能障碍直接限制日常生活活动能力（Furuta et al.，2013）。

（1）定向。定向力是指一个人对时间、地点、人物及自己本身状态的认识能力。言语治疗师可询问受试者关于目前时间、人物和地点的问题。定向评估可以参考蒙特利尔认知评估（北京版）（Montreal Cognitive Assessment，MoCA）指导手册中的内容（靳慧，等，2011），言语治疗师可通过以下提问进行评价。

1）人物定向。可以问以下问题。①你叫什么名字？②你多大了？③你的生日是哪天？

2）地点定向。可以问以下问题。①你现在在哪里？②你现在所在的医院在哪里？③你家住在哪里？

3）时间定向。可以问以下问题。①今天的日期（要求说出年、月、日）？②今天是星期几？③请估计现在几点了（被检查者不允许看表）？④你住院多久了？

（2）注意力。注意是在一定时间内，从现有的信息中为进一步信息加工而选择刺激的过程，是一切认知活动的基础。注意力分为持续的关注、选择性注意、分散注意和交替注意（Lezak，2004）。注意障碍常体现在注意维持和警觉障碍、注意广度缩小、注意选择障碍、注意转移障碍、注意分配障碍等方面（恽晓平，2006）。言语治疗师可以通过反应时间检查（记录患者对某一视觉或听觉刺激做出反应所需的时间）、数字复述、连减或连加测验（最常用的是请患者连续进行"100-7"运算）、视觉注意中的字母划消试验及听觉注意（向受试者播放一段各种声音的录音，要求听到电话铃声时举手）等来评估患者的注意力。

（3）记忆。根据保持时间不同，可以将记忆分为瞬时记忆、短时记忆和长时记忆。这三种记忆可被视为记忆系统信息加工过程中相互联系的三个阶段。记忆障碍也可分为瞬时记忆障碍、短时记忆障碍和长时记忆障碍（恽晓平，2006）。临床上较常使用的记忆评估量表有韦氏记忆量表（Wechsler memory scale，WMS）、临床记忆量表、Rivermead 行为记忆评定量表和日常记忆问卷（表3-3）等。为了更真实地反映患者实际生活中的具体情况，我们可以采用问卷的方式对记忆障碍进行更为接近日常生活活动的测验。我们在吞咽临床（床旁）评估中不需要进行成套的测验，只需要关注并重视患者的记忆能力，特别是存在可导致记忆障碍病因的情况下更要关注以下评估内容。

表3-3 日常记忆问卷

你 / 你的家人在日常生活中是否遇到以下情况，如有，请在□内画"√"
□ 1. 在日常生活中会忘记一些日常用品放在何处
□ 2. 认不出曾经到过的地方
□ 3. 忘记到商店买什么东西
□ 4. 忘记在近几天别人告诉你的事情，或需要别人的提示才能记起
□ 5. 认不出时常接触的好友或亲戚
□ 6. 有"提笔忘字""话在嘴边说不出"的情况，需要别人提示
□ 7. 忘记了日前发生的重要事情及细节
□ 8. 刚说的话或事情，转身的工夫就忘

续表

你 / 你的家人在日常生活中是否遇到以下情况，如有，请在□内画"√"
□ 9. 忘记了与自己有关的一些重要信息，例如生日、住址等
□ 10. 忘记了在家或工作单位常做的事情的细节
□ 11. 忘记了在一般情况下可找到某些东西的地方，或在不适当的地方找东西
□ 12. 在所熟识的行程、路线或建筑物内迷失方向或走错路
□ 13. 重复地向某人说其刚说过的内容或重复问同一个问题
□ 14. 无法学习新事物、新游戏的规则
□ 15. 对于生活中的变化无所适从等

（4）对话的连贯性。会话是以目的为导向的活动，话语如果理性地朝着某种目的运行，那它就是连贯的（邢理平，2008）。基于此，我们可以观察患者在会话沟通中所表达的目的是否一致，有无"前言不搭后语"的现象。

（5）思维障碍。思维是人对客观事物本质特征和内在规律性联系的概括的、间接的反映，包括分析、综合、分类、比较、抽象等表现形式。脑损伤后以上表现形式可能会出现异常，进而影响患者日常交流学习和解决问题的能力（恽晓平，2006）。常用思维障碍的评估方法有威斯康辛卡片分类测验（wisconsin card vortingtest，WCST）、韦氏成人智力量表中的相似性检查项目、LOTCA（loeweistein occupational therapy cognitive assessment，LOTCA）成套测验和推理测验等。在吞咽障碍的床旁沟通评估中，我们要重点考察患者解决问题的能力，如询问患者在餐厅付账时发现钱包和手机都不见了该怎么办。

2. 言语

（1）说话及发音的清晰度。在床旁沟通评估中，留意患者说话及发音的清晰度，并注意其可听懂率在单字水平、词组水平还是句子水平。

（2）共鸣。评估患者发音时是否存在鼻音过重或鼻音不足。

（3）说话速度。评估患者说话速度是否适中。

（4）说话流畅度。评估患者说话是否流畅，有没有不适宜停顿等。

（5）说话语调。又称语气、口气，是指说话者交谈时的音调。与患者交谈时应注意其说话的高低轻重。

（6）口腔轮替运动速率。让患者模仿发如下音节："pa" 10 次约 1.7 秒；"ta" 10 次约 1.7 秒；"ka" 10 次约 1.9 秒；"pataka" 10 次约 5.7 秒。

（7）说话与呼吸的配合。最长发声时间（maximum phonation time，MPT）是一个人在深吸气后，持续发单韵母 "a" 的最长时间。它反映了人在深吸气后的最大发声能力，是衡量言语呼吸能力的指标之一。最长发声时间受性别、年龄、健康状况、身高、体重、肺活量及呼吸方式等因素的影响。任何一种呼吸系统疾病、发声系统疾病或者呼吸系统与发声系统的不协调，均可能导致最长发声时间的缩短。通过将患者最长发声时间与最长发声时间的参考标准进行比较，言语治疗师就可以评估患者言语呼吸的质量。最长发声时间的参考标准为：男性 25~35 秒，女性 15~25 秒。

3. 语言

（1）理解能力。①是非题理解。自身问题，如提问：你是刘某某吗？具体问题，如提问：你吃了饭没有？抽象问题，如提问：你觉得这个医院人性化吗？②听词指图（口语—图卡配对）。根据言语治疗师的指令指出对应的图卡或实物，如提问：请指出哪个是梨。③理解指令。类似失语症筛查中的三步指令：一步指令，如请指你的鼻子；二步指令，如请先指门，再指向天花板；三步指令，如请先拍手，再指鼻子，再摸头。

（2）表达能力。①对话。判断患者在对话中句子长度处于单词水平、短语水平、短句水平、长句水平，还是复杂句水平。观察患者言语是否流畅，有没有失语症中流畅性失语的症状。②复述。观察患者是否可以重复对话者内容，并判断其复述能力处于单音节水平、双音节水平、单词水平、词组水平、句子水平，还是短文水平。③命名。主要是对实物或图片进行描述。根据情况提问，如指着床旁的杯子，问这是什么，或拿出一支笔，问它可以用来做什么。

4. 嗓音

（1）音质。评估患者是否存在沙声（HARSH）、气声（BREATHY）、紧声（STRAINED）等异常音质。

（2）音量。评估患者音量是否适合，有没有过小或过大。

（3）音高。评估患者音高是否适合，有没有过高或过低。普通话中的音高变化不同，形成了普通话的四个声调。值得注意的是，音高的不同不会引起声调的变化，音高变化的不同才会引起声调的变化。

四、脑神经评估

脑神经评估亦称"口颜面功能评估"或"口肌评估"，了解参与吞咽功能的脑神经功能（表3-4）及检查程序，结合患者的临床表现，并由此推断吞咽障碍的原因及程度，可为进一步吞咽评估及管理做准备。参与吞咽反射的神经有三叉神经（Ⅴ）、面神经（Ⅶ）、舌咽神经（Ⅸ）、迷走神经（Ⅹ）、副神经（Ⅺ）、舌下神经（Ⅻ）。参与吞咽的周围神经支配主要包括：传入性感觉纤维和传出性运动纤维。其中传入性感觉纤维包括4对脑神经（三叉神经、面神经、舌咽神经、迷走神经）；传出性运动纤维包括5对脑神经（三叉神经、面神经、舌咽神经、迷走神经、舌下神经）和2对颈神经（C1、C2）。

脑神经评估方法是通过直接观察进行运动功能及感觉功能两方面的评估。常用的评估工具包括手套、压舌板、手电筒、测试味觉的食物（如糖、盐及柠檬汁等）。

表 3-4　吞咽的传入控制

感觉功能	神经支配
一般感觉：刺激食欲、掌握食物的位置、进食动作协调等	嗅神经（Ⅰ）、视神经（Ⅱ）、动眼神经（Ⅲ）、滑车神经（Ⅳ）
面、鼻、口腔及舌前2/3黏膜感觉；咀嚼肌	三叉神经（Ⅴ）
咽部黏膜咽肌、唾液分泌	舌咽神经（Ⅸ）
切牙孔之前硬腭的感觉	鼻咽神经（三叉神经-上颌神经）
切牙孔之后硬腭的感觉和悬雍垂	岩大神经（面神经）
舌腭弓	岩小神经（舌咽神经）
软腭、扁桃体	舌咽神经（Ⅸ）
会厌谷黏膜	舌咽神经（Ⅸ）
下咽部到声门上喉黏膜，梨状窝	迷走神经（Ⅹ）-喉上神经
声门下喉黏膜	迷走神经（Ⅹ）-喉返神经
舌前2/3味觉	面神经（Ⅶ 3）-鼓索神经
舌后1/3味觉	舌咽神经（Ⅸ）

趣味识记脑神经

1（Ⅰ）嗅 2（Ⅱ）视 3（Ⅲ）动眼，
4（Ⅳ）滑 5（Ⅴ）叉 6（Ⅵ）外展，
7（Ⅶ）面 8（Ⅷ）听 9（Ⅸ）舌咽，
10（Ⅹ）迷走 11（Ⅺ）副 12（Ⅻ）舌下。

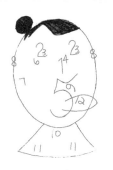

吞咽评估的灵活性

    临床吞咽评估操作因各个国家及地区设施条件、管理要求等不同而有所不同，且不同疾病类型、不同吞咽障碍严重程度的患者完成临床吞咽评估的能力也大不相同，这需要言语治疗师根据当地的情况、患者状况灵活安排评估内容。临床吞咽评估并没有统一、标准的操作流程，但其操作的基本框架是一致的，具体如何实施、用什么工具实施则考验言语治疗师的灵活应变能力。

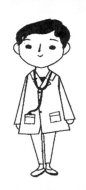

    以下就不同脑神经的评估范畴加以论述。

（一）三叉神经（trigeminal nerve，Ⅴ）

三叉神经的解剖见图 3-10。

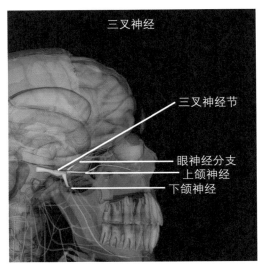

三叉神经

三叉神经节

眼神经分支
上颌神经
下颌神经

图 3-10　三叉神经的解剖示意图

（来源于 APP：3Dbody 解剖）

1. 运动与感觉功能

（1）运动功能。

1）双侧控制，但以对侧较多。

2）控制下颌功能。

3）支配咀嚼肌。

（2）感觉功能。

1）头、面、眼及口腔的感觉。

2）舌前 2/3 黏膜的感觉。

3）痛感、温度、本体觉、触感。

2. 运动与感觉功能障碍

（1）运动功能障碍。

1）运动神经核损伤（下神经元损伤）：表现为同侧咀嚼肌瘫痪、萎缩，张口时下颌偏向患侧。

2）单侧皮层损伤（上神经元损伤）：轻微影响咀嚼能力。

3）双侧皮层损伤（上神经元损伤）：双侧咀嚼肌严重瘫痪。

（2）感觉功能障碍。周围型损伤影响同侧感觉功能。一侧三叉神经周围型完全损伤，主要表现为同侧面部皮肤及口、鼻腔和舌前 2/3 的黏膜感觉丧失。

3. 运动与感觉功能检查重点

（1）运动功能。重点观察唇、下颌的力度（包括最大力度和抗阻能力）、最大活动范围、速度。

1）观察静止及说话时下颌的位置：下颌左右是否对称？张口时下颌是否偏向一侧？

2）咬合力度及阻力测试：用压舌板置于双唇之间、左右上下牙齿之间，查看是否有唇闭合不全、闭合无力，咬合不能或咬合无力，以及最大开口程度等。

3）双侧移动能力：示范并指导患者下颌左右摆动，观察下颌双侧移动是否高度一致。

（2）感觉功能。

1）面部触觉。

2）舌前 2/3 的感觉。

张口三手指原则

把手摊开，食指、中指、无名指三根手指并拢，将这三根手指放置于上唇与下唇之间，张口幅度大于三根手指宽度即为张口幅度"合格"；低于三根手指宽度即为张口幅度"不合格"，需要进一步测量。

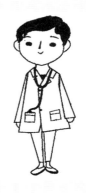

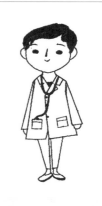

示范的重要性

　　好的言语治疗师应该也是一个很好的"表演者"。在给患者进行评估与治疗时示范是非常重要的，特别是面对不同疾病类型、不同方言的患者时，如面对认知障碍讲方言的老人时，需要简单、清晰、容易理解的示范，略夸张的表情、大幅度的口型、简洁的语言、连带手势加语言的表达也许能让患者更容易理解你想要他（她）做什么。

4. 运动与感觉功能检查实践

（1）面部触觉检查（图 3-11）。指示患者闭上双眼，治疗师随机触碰患者两边面部不同位置，要求患者指向每个刚触碰的位置，并示意触感是否有异。结果记录在表 3-5。

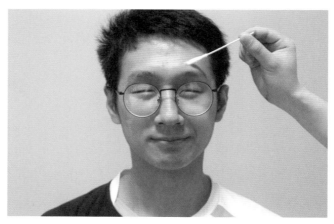

图 3-11　三叉神经检查实践

表 3-5　面部触觉检查实践

	正常	异常	说明
静息状态	＿＿＿	＿＿＿	

了解口腔内的沟

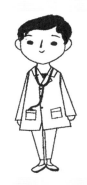

　　沟（sulcus），是齿槽和脸颊或上下唇肌肉组织所形成的空间，可分为前沟和侧沟。它对吞咽而言是非常重要的，吞咽障碍的患者通常会有食物或液体堆积在这里。且在吞咽之后此处可能仍然有残留物。

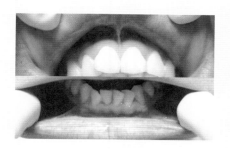

　　（2）下颌（mandible）检查。检查患者下颌的动作范围、速度及准确性；重点检查患者下颌上下、左右的运动能力。观察患者下颌静止状态时的位置，指示患者以最大幅度张开口、左右摆动下颌；观察患者说话时下颌的运动，重点观察左右是否对称，下颌运动速度、幅度和准确性。

　　（3）咀嚼肌（masticatory muscles）检查。咀嚼肌（图3-12）包括咬肌（masseter）、颞肌（temporalis）、翼内肌（medial pterygoid）、翼外肌（lateral pterygoid）和颊肌（buccinator）。重点观察有无咀嚼肌瘫痪、萎缩，张口时下颌是否偏向患侧，以及咬合力度及阻力如何等。结果记录在表3-6。

　　1）观察患者静止状态时双侧面部是否对称。

　　2）观察患者进食时咀嚼的运动，重点观察左右是否对称，咀嚼动作范围、速度及准确性。

　　3）将压舌板置于上下牙齿之间，指示患者用力咬住压舌板，持续5秒。言语治疗师在此过程中可用适当力度抽压舌板，检查患者咬合力及阻力。注意：左右两侧都要检查，且要对比两侧咬合力大小。

　　4）要求患者做出吸吮的动作，观察患者颊肌功能。

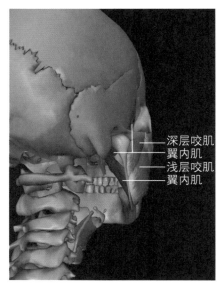

图 3-12　咀嚼肌的解剖示意图

（来源于 APP：3Dbody 解剖）

表 3-6　下颌和咀嚼肌检查实践

	正常	异常	说明	
静息状态	＿＿	＿＿	＿＿＿	
上下运动	＿＿	＿＿	＿＿	＿＿＿
左右运动	＿＿	＿＿	＿＿	＿＿＿
圆周运动	＿＿	＿＿	＿＿	＿＿＿
咀嚼肌	＿＿	＿＿	＿＿	

（4）舌前 2/3 的触觉检查。在进行唇舌评估时用压舌板轻触舌头上的各处，将结果记录在表 3-7。

表 3-7　舌前 2/3 的感觉检查实践

	正常	异常	说明
舌前 2/3 的感觉	＿＿	＿＿	＿＿＿

（二）面神经（facial nerve，Ⅶ）

面神经的解剖示意见图 3-13。

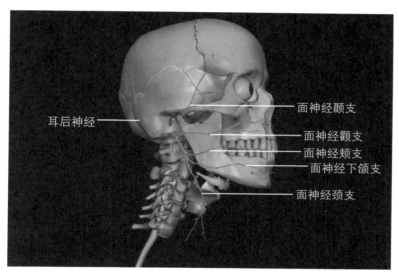

图 3-13　面神经的解剖示意图

（来源于 APP：3Dbody 解剖）

1. 运动与感觉功能

（1）运动功能。

1）面部肌肉的运动。

2）眼泪、唾液、口腔及咽腔黏膜的分泌。

（2）感觉功能。

1）舌前 2/3 的味觉。

2）耳部皮肤及表情肌的本体感。

2. 运动与感觉功能障碍

（1）运动功能障碍。

1）双侧皮层损伤或神经核（下神经元损伤）损伤，为核下组织受损，可致同侧全部面部肌肉瘫痪，同时也可导致腺体分泌增加。

2）单侧皮层损伤（上神经元损伤），为核上组织受损，可导致对侧颜面下部麻痹。

（2）感觉功能障碍。神经核及周围型损伤时，舌前 2/3 味觉障碍。

3. 运动与感觉功能检查重点

（1）运动功能。

1）观察静止及活动时面部是否对称。

2）嘴唇功能，包括抬高、收缩、合嘴及鼓腮。

3）重复发"u"及"i"音。

4）闭眼及皱眉。

5）运动幅度及阻力测试。

（2）感觉功能。舌前 2/3 的味觉。

4. 运动与感觉功能检查实践

见图 3-14。

（1）面部检查。观察会话时患者的面部情况，重点观察左右是否对称，是否能做到闭眼及抬眉等动作。言语治疗师要求患者连续做出对抗闭眼、抬眉动作 3 次，并检查患者动作范围、速度及准确性。

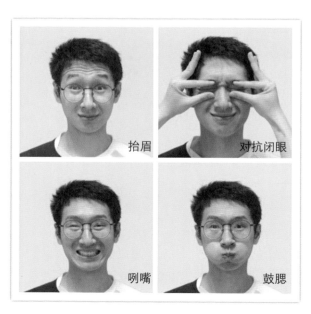

抬眉 对抗闭眼

咧嘴 鼓腮

图 3-14　面神经检查实践

（2）唇部检查。检查患者唇运动范围、速度及准确性；重点检查患者闭唇能力，特别是唇在咀嚼活动中的闭合能力。

1）观察静止状态时患者面部的情况，观察有无口水溢出；若有，则观察从唇的哪一侧溢出。

2）言语治疗师指示患者发"i"和"u"音，并快速轮替5次；检查患者展唇和噘唇的动作范围、速度及准确性。

3）言语治疗师指示患者发"ba"音，并快速轮替5次，再紧闭双唇，也可以要求患者重复包含双唇音的短语或句子，如"爸爸抱宝宝"，检查患者唇闭合能力和轮替速度。

4）用压舌板置于双唇之间，言语治疗师指示患者用双唇夹住压舌板，并持续5秒，且在此过程中言语治疗师可用适当力度抽压舌板，检查患者闭唇力度。

5）言语治疗师指示患者做用力鼓腮动作，并坚持5秒，观察是否有气体从唇边、鼻子漏出；言语治疗师可用双手或单手挤压患者面部给予阻力，检查患者动作范围、速度及准确性。

将检查结果记录在表3-8。

表 3-8　面神经检查实践

	正常	异常	说明	
静息状态	____	____	_____	

	正常	减退	无 / 不能	说明
抬眉	____	____	____	_____
挤眼	____	____	____	_____
展唇	____	____	____	_____
噘唇	____	____	____	_____
鼓腮	____	____	____	_____
流口水	____	____	____	_____

了解"口水"

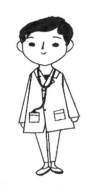

唾液俗称"口水",一天的分泌量为 1 ~1.5L。唾液来自口腔的腺体,主要由腮腺、下颌下腺、舌下腺三对大唾液腺分泌,它们的导管均开口于口腔。

70%的唾液由下颌下腺分泌,25%由腮腺分泌,5%由舌下腺分泌。腮腺分泌水状液体,下颌下腺分泌较稀的液体,舌下腺分泌黏稠液体。唾液对于吞咽功能非常重要,具有润滑和稀释食团以利于吞咽的作用。需注意,鼻咽癌患者放疗后,可因唾液腺受放射线损伤,分泌功能受抑制,而导致口腔干燥症。

（三）舌下神经（**hypoglossal nerve**，Ⅻ）

舌下神经的解剖示意见图 3-15。

1. 运动与感觉功能

（1）运动功能。

1）支配舌内及舌外肌。

2）双侧控制。

（2）感觉功能。无感觉功能。

2. 运动与感觉功能障碍

（1）运动功能障碍。

1）单侧神经核损伤（下神经元损伤）：可出现同侧舌肌瘫痪及萎缩。在要求伸舌时，患者舌尖偏向患侧。

2）双侧神经核损伤（下神经元损伤）：可出现双侧舌肌瘫痪及萎缩。

3）单侧上神经元损伤。

（2）感觉功能障碍。无感觉功能。

3. 运动与感觉功能检查重点

（1）运动功能。

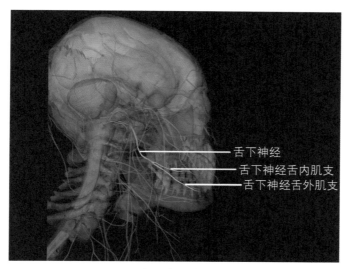

图 3-15　舌下神经的解剖示意图

1）观察静止及活动时舌的位置。

2）观察舌的上、下、左、右的活动。

3）舌的运动幅度及阻力测试。

（2）感觉功能。无感觉功能。

4. 运动与感觉功能检查实践

检查患者舌的运动范围、速度及准确性，见图 3-16；重点检查患者伸舌和缩舌运动能力。结果记录在表 3-9。

1）观察静止状态下舌在口腔内的位置。指示患者伸出舌，并保持 5 秒钟，检查舌前伸幅度（是否过齿 / 唇）；观察是否有舌肌萎缩，是否有偏向一侧，是否伴震颤等。

2）指示患者向上、下、左、右做伸舌动作，并快速轮替 5 次，检查其范围、速度及准确性；指示患者假设两侧颊部有食物残留，用舌头清扫两边颊部，观察舌头活动幅度。

3）言语治疗师手持压舌板，指示患者用舌头用力抵压舌板，并根据情况灵活使用压舌板做舌头抗阻评估，可向各个方向放置压舌板。

4）指示患者发 "ge ge（哥哥）" 音 5 次，重复舌根音的短语或句子，如 "哥哥爱哭"，检查患者舌头后缩能力，以及舌音清晰度。

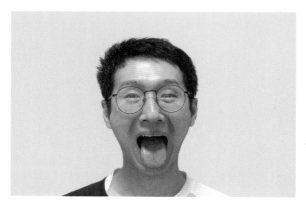

图 3-16 舌下神经检查实践

表 3-9 舌下神经检查实践

	正常	异常	说明	
静息状态	____	____	____	
	正常	减退	无 / 不能	说明
伸舌	____	____	____	____
舌圆周运动	____	____	____	____
舌抗阻	____	____	____	____
舌后缩	____	____	____	____

（四）舌咽神经（glossopharyngeal nerve，Ⅸ）

舌咽神经的解剖见图 3-17。

1. 运动与感觉功能。

（1）运动功能。唾液分泌。

（2）感觉功能。

1）舌后 1/3 的触觉及味觉。

2）咽腔、软腭的触觉。

2. 运动与感觉功能障碍。

（1）咽与舌后 1/3 的感觉障碍。

（2）咽反射减退或消失。

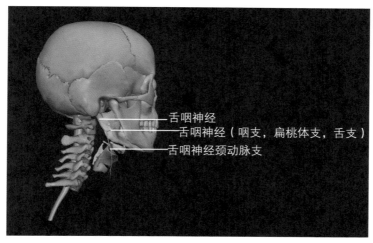

图 3-17 舌咽神经的解剖示意图

（3）舌后 1/3 的味觉丧失。

（4）腮腺分泌减少。

（五）迷走神经（vagus nerve，Ⅹ）

1. 运动与感觉功能

（1）运动功能。

1）咽部及喉部肌肉活动。

2）发声及吞咽功能。

3）咽反射（注意：咽反射不等于吞咽功能）。

4）平滑肌、心肌及腺体活动。

（2）感觉功能。

1）咽部及喉部触觉。

2）咽部味觉。

3）咽反射。

2. 运动与感觉功能障碍

（1）运动功能障碍。

1）双侧皮层或神经核损伤：可导致呼吸困难、心律不齐、喉部肌肉瘫痪、失声，也可能会导致死亡。

2）单侧皮层损伤（上神经元损伤）：可导致对侧咽部及喉部麻痹，吞咽障碍（舌咽及迷走神经合并受损时），腭垂歪向健侧，声音嘶哑（声带麻痹或瘫痪）等。

3. 舌咽及迷走神经运动与感觉功能检查重点

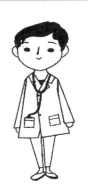

为什么舌咽神经和迷走神经要一起检查？

　　舌咽神经和迷走神经是影响吞咽和沟通功能的重要神经，舌咽神经损伤不易检查出来，而且单独舌咽神经损伤也甚罕见，其常伴有迷走神经损伤。

（1）运动功能。

1）观察软腭静止及活动幅度。

2）观察嗓音是否正常。

3）观察咽反射是否异常。

4）观察是否可以做到吞唾液/喉上抬。

5）观察咳嗽情况。

（2）感觉功能。观察咽反射情况。

4. 运动与感觉功能检查实践

（1）言语治疗师持手电筒，指示患者张大口，观察软腭静止时的形状和位置，见图3-18；然后指示患者发"啊"音，每次保持5秒钟，检查软腭上抬幅度，以及是否有悬雍垂偏向一侧；并仔细听是否有音质改变，是否存在声音嘶哑等。

（2）当患者发"啊"音停止但仍张口的那一刻，言语治疗师持压舌板，快速触碰患者的咽后壁，检查咽反射是否存在。

（3）言语治疗师使用四指法将手放置于患者颈部触摸喉部，指示患者吞口水，检查吞唾液启动速度及喉上抬幅度。

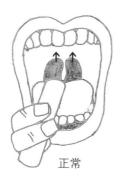
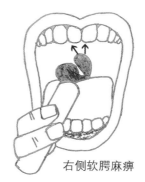

正常   右侧软腭麻痹

图 3-18 观察软腭静止时的形状和位置

（4）指示患者用力咳嗽，检查其主动咳嗽力量。

（5）指示患者清嗓，检查其自主清嗓的能力。

（6）言语治疗师用蘸有各种味道的棉签轻触患者舌面后 1/3，并询问患者是什么味道，重点观察舌后 1/3 的味觉是否丧失。

将检查结果记录在表 3-10~3-12 中。

表 3-10 舌咽神经和迷走神经检查实践

	正常	异常	说明	
静息状态	___	___	___	
	正常	减退	无 / 不能	说明
软腭上抬	___	___	___	___
咽反射	___	___	___	___
吞咽启动	___	___	___	___
吞咽幅度	___	___	___	___
咳嗽	___	___	___	___
清嗓	___	___	___	___

表 3-11 舌后 1/3 的味觉检查

	正常	异常	说明
舌后 1/3 的味觉	___	___	___

表 3-12　病理反射与正常反射记录

	咬合反射	吮吸反射	基本方位反射	
病理反射	___	___	___	
	软腭反射	呕吐反射	咳嗽反射	吞咽反射
正常反射	___	___	___	___

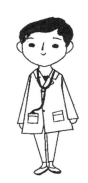

气管保护评估很重要！！！

气管保护评估的目的

（1）推断能否把误吸的食物清除。

（2）帮助选择吞咽评估用的食物。

气管保护评估的方法

（1）留意呼吸声及反射性咳嗽情况。

（2）观察自主咳嗽情况。

（3）观察自主清嗓情况。

（4）观察注意力度。

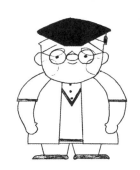

呕吐反射检查对吞咽障碍诊断意义有多大？

Leder 等对 14 位吞咽障碍患者和 69 位正常志愿者开展的研究发现 86%（12/14）的吞咽障碍患者无呕吐反射但至少可以吃糊状食物，13%（9/69）的正常志愿者无呕吐反射，得出呕吐反射缺失不能预示吞咽障碍的结论（Leder，1996）。

Bleach 等又对 120 例神经疾病患者进行视频透视吞咽功能检查（video fluroscopic swallowing study，VFSS），发现呕吐反射缺失和误吸无联系（$P=0.11$），认为呕吐反射缺失不能提示有误吸，评估呕吐反射不能预测气道的安全性（Bleach，1993）。

五、其他评估

（一）听觉和视觉

在查看患者病历资料时须留意患者是否有听觉和视觉障碍。听觉障碍会影响患者听指令完成任务；视觉障碍会影响患者对食物、餐具等的分辨。

（二）牙齿

观察患者是否有牙齿缺如，是否有假牙；若有，应询问其假牙佩戴情况及更换时间。观察患者是否有牙垢、牙石、龋齿等。检查结果记录在表 3-13。

表 3-13 牙齿检查记录

	部分缺如	全部缺如	假牙
牙齿	——	——	——

（三）口腔卫生

检查患者口腔内是否有痰液黏附、食物残留，是否有溃疡、结痂、炎症、出血。

（四）分泌物

评估患者口腔及鼻腔分泌物等的颜色、性质及量，特别是唾液分泌情况；观察是否有口干和口水过多的情况，唇边是否总是湿润，口水从哪边溢出，流口水频率如何。检查结果记录在表 3-14。

表 3-14 分泌物检查记录

	部位	颜色	性质	量	说明
口腔分泌物	——	——	——	——	——
鼻腔分泌物	——	——	——	——	——

（五）管道

观察鼻饲管、呼吸机、气管套管等管道情况。如对于气管造口 / 插管患者，应注意气管切开 / 插管的种类和尺寸、充气状态、套管留置时间、气管插管、关闭时间、痰液分泌及处理情况等。若留置时间超过半年，气管会出现结痂组织影响喉部上抬幅度的情况；同时也会造成气流量减少，降低对声门下感受器的刺激，从而影响声带闭合度。检查结果记录在表 3-15。

表 3-15　管道检查记录

	有	无	说明
鼻饲管	＿＿	＿＿	＿＿＿＿
呼吸机	＿＿	＿＿	＿＿＿＿
气管造口	＿＿	＿＿	＿＿＿＿
气管插管	＿＿	＿＿	＿＿＿＿
氧气管	＿＿	＿＿	＿＿＿＿

（六）脱水状况

治疗师需要熟悉各种脱水症状，在评估过程中留意观察患者脱水情况。脱水症状包括口干、舌干、眼球凹陷、皮肤弹性差、四肢乏力、腋窝干燥、收缩期血压低下、肌痉挛、腱反射减弱或消失、尿少等症状，严重者意识模糊。检查结果记录在表 3-16。

表 3-16　脱水状况检查记录

	有	无	说明
口干 / 舌干	＿＿	＿＿	＿＿＿＿
眼球凹陷	＿＿	＿＿	＿＿＿＿
皮肤弹性差	＿＿	＿＿	＿＿＿＿
四肢乏力	＿＿	＿＿	＿＿＿＿
腋窝干燥	＿＿	＿＿	＿＿＿＿
收缩期血压低下	＿＿	＿＿	＿＿＿＿
肌痉挛	＿＿	＿＿	＿＿＿＿
腱反射减弱或消失	＿＿	＿＿	＿＿＿＿
尿少	＿＿	＿＿	＿＿＿＿

（七）营养风险筛查（nutrition screening）

保障吞咽障碍患者充足的营养是首要任务。言语治疗师需要了解营养与吞咽的关系，在评估中留意患者的营养状况，并进一步与医生沟通以行营养风险筛查或转诊给营养科医生或营养师。营养风险筛查是指明确一个个体是否存在营养不良或营养不良的风险，以确定其是否需要详细的营养评估（Teitelbaum et al.，2005）。2003年，美国医疗机构评审委员会要求有资质的医院在患者入院24小时内完成营养筛查。如果患者存在营养风险，需要请营养师进行更准确的营养评估（Mueller et al.，2011）。营养风险筛查工具（NRS-2002）适用于对成人住院患者的营养筛查，2003年由欧洲肠外肠内营养学会（European Society for Parenteral and Enteral Nutrition，ESPEN）推荐用于临床（Kondrup et al.，2003）。当NRS-2002总评分≥3分时即为存在营养风险，建议请营养师进行营养评估，以决定是否给予和给予何种营养支持。

六、床旁进食评估

请注意，不是所有的临床吞咽评估都需要有实际的进食，从之前的病史/医疗部分和体格检查信息可以判断进食评估是否需要，是否安全。患者注意力良好、合作、没有呼吸问题或身体不适，在体格检查中有喉上抬的患者是比较适合做进食评估的。有呼吸道问题、精神状况下降和不合作的患者不适合做进食评估。同时，是否需要做进食评估也受当地设施影响（McCullough & Martino，2013）。

是否所有患者都要做进食评估？

答：不是所有患者都要做进食评估！治疗师如何选择呢？我们一起从下一段文字中寻找答案吧。

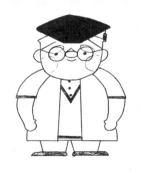

（一）进食评估的入选标准和禁忌事项

临床中言语治疗师应严格掌握入选标准和禁忌事项，符合以下几种情况者方可行进食评估。

（1）意识清楚。

（2）可以最佳姿势饮水和进食。

（3）有保护气道的能力：如患者存在吞咽、咳嗽、清除气道能力，或已观察到吞咽反射正常、能够咳嗽或清除气道。

（4）有足够的体力/耐力完成进食评估，如患者不会在检查过程中因疲乏而睡着。

（5）对气管切开患者进行评估时，应有医学助手（如物理治疗师、护士等）为患者吸痰，言语治疗师亦应接受过吸痰的培训，以确保需要时能够提供支持。

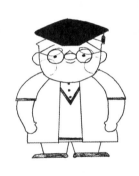

饮水评估（water tests）可以代替进食评估吗？

答：不能！我们一起从下一段文字中寻找答案吧！

我们使用什么来进行进食评估？饮水试验足够吗？目前不同的临床吞咽评估研究和检查中，均建议应用不同容量和不同黏稠度的食团，有大有小（有多有少）的液体、酱或布丁和固体被认为是标准的和必要的，除非在检查过程中出现吞咽障碍症状。通常情况下，如果从 1~20ml 没有吞咽功能受损迹象提示，临床工作人员可以给患者测试多种食团（De Pippo et al.，2009）。

（二）进食评估的目的

（1）获得吞咽动力信息。

（2）选取最安全的食物。

（3）制订治疗计划。

（4）均衡营养。

在实现以上目的的同时，我们还要照顾不同患者的饮食喜好、特别注意可支持的环境因素。Threats 提炼的吞咽障碍综合评估从躯体功能、结构、活动和参与、环境因素等四大方面全方位地描述了患者吞咽功能状况，其中环境因素有 10 个，如食品、个人护理提供者和个人助手、直系亲属家庭成员的个人态度以及医疗环境、体制和政策等（Threats，2007）。

在整个临床吞咽评估过程中，言语治疗师需要不断整合之前的信息并为下一步的评估工作做出判断。进食评估前，言语治疗师要综合对患者的主观评估、沟通评估及脑神经评估等，在脑海中形成关于患者的基本吞咽情况的一个基本框架。如对于患者是否可以按指令进食，是否可以用手拿餐具，食物的最佳放置位置在哪，先喝水还是先用增稠液体，需要从哪种稠度开始，进食时需要多少帮助等情况，在进食评估之前，言语治疗师要做到心中有数。

（三）进食评估前选择和决定

1. 选择进食姿势

一般来说，在患者可以坐或支撑情况下，应尽可能使之保持直立坐位，如 70°~90°（John，2006）。但有研究显示对于那些臀部/躯体不能保持稳定性的患者（如发育性障碍的患者），应该区别对待。Dorsey 发现利用座椅保持躯体稳定 35°~60°，患者可以自主将其重心移到胸部上方（Dorsey，2002）。

一般遵循患者原本的体位，如患者长期卧床，一般抬高床头，不能直接将其变成 90°，而是根据医生、物理治疗师等建议循序渐进地调整姿势。但同时也不能忘记患者潜在的姿势调整能力，密切观察检查过程中患者姿势的变化，及时和物理治疗师沟通确定最佳姿势。还需要根据患者的基础情况确定最佳进食姿势，如食团控制能力差但吞咽启动及幅度均正常的患者，可以先低头，再仰头吞咽，以免液体或食物在吞咽前流入咽部。如一侧口腔感觉、咽部感觉下降的患者，吞咽时宜头偏向健侧，以使液体或食物从健侧通过。

2. 选择食物质地

（1）根据口肌功能和沟通能力选择。食团控制能力、唇闭合能力差的患者宜从增稠的液体开始，再慢慢变稀薄。

（2）根据咽部及喉部功能选择。吞咽启动慢的患者宜从增稠的液体开始；声门闭合不全的患者也宜从增稠的液体开始。

（3）根据病史选择。如喉切除手术患者造成吞咽启动延迟时宜从增稠的液体开始。痴呆患者宜选择刺激性强的食物。

3. 选择食物放置口中的位置

根据患者口腔结构是否完整以及口肌功能选择食物放置的最佳位置。舌癌舌切除术后患者宜将食物放置于舌根处。舌控制差的患者也宜于舌头中后部放置食物。

4. 选择最佳吞咽指令

经过以上选择后，言语治疗师应给予患者相应指令，要求患者吞咽，特别是应结合姿势改变、餐具改变给予患者有细分步骤的吞咽指令，让患者最大程度理解并执行指令。对于合并严重认知障碍的患者，更要给予多重刺激的吞咽指令。

（四）食物类型

食物的质地和液体增稠已成为吞咽障碍管理的基础。将食物切碎、捣碎或做成泥状，以补偿咀嚼困难或疲劳，可改善吞咽安全性和避免窒息。将液体增稠可以减慢其口腔期和咽期转动过程，以避免异物进入呼吸道导致误吸，促进增稠的液体进入食管。全世界都存在吞咽障碍管理中的食品质地和液体增稠的问题，然而，各个国家的食品名称、改良等级和特征都有不同，多个名称增加患者的安全风险。将术语和定义国际标准化已成为一种改进患者安全和跨专业交流的重要方法（Cichero et al.，2013）。

食物改良的程度应基于每个患者的吞咽能力，并且必须定期评估和调整。液体和食物改良的方法有很多，并且从一个环境到另一个环境经常会发生变化。由于食物改良缺乏标准化，美国饮食协会牵头成立了国家吞咽障碍饮食专门小组，并于2002年发表国家吞咽困难饮食规范（national dysphagia diet，NDD）。尽管此规范的发表经历了很长时间，但其仍然需要更多的同行研究、支持此建议（Garciaet et al.，2010）。

NDD鼓励标准化的食谱，以确保食物以一致的方式改良后使用。例如，如果没有一个标准的食谱，做出来的土豆泥可能会太干或太黏，而导致吞咽障碍患者很难进食。还有其他需改良食物的因素，包括患者的牙齿状况或假牙、精神或行为障碍、术后的护理问题等。稀薄的液体，如水、咖啡或果汁快速转运，将对某些患者造成风险，尤其是对那些口腔运动能力差的患者，他们无法将液体含在口中。减慢或不规则的咽期反应、受损的气道保护功能、下降的认知意识都会影响患者的吞咽能力，改良液体的目的是尽可能与患者的吞咽能力相匹配。

1. 国际吞咽障碍食物标准行动委员会（international dysphagia diet standardization initiative group，IDDSI）

世界各地许多国家（英国、美国、澳大利亚、日本、新西兰、爱尔兰）已证明标准化术语和定义的好处。国际标准化将为吞咽障碍人群制定食物和饮品的标准，从而提高食物的安全性、可靠性和质量。标准化的术语可通过减少食物的浪费，降低政府、行业、医院和成熟的护理机构相关成本。执行标准化术语和定义可以降低所有患者重大事件发生率、死亡率。食物标准制定的核心是患者的安全。

许多发达国家均有本国的国际吞咽障碍食物标准，目前我国并没有吞咽障碍食物标准，制定和推广吞咽障碍食物标准是我们未来努力的方向。借鉴国际上现有的吞咽障碍食物标准，制定属于中国饮食特点及文化的吞咽障碍食物标准或许是一条合适我国的发展道路。许多国际各行业专家致力于推动国际吞咽障碍食物标准，其中 IDDSI 是目前吞咽障碍食物国际标准最有力的推动者。IDDSI 于 2012 年 6 月加拿大多伦多成立，其成员来自世界各国和地区（加拿大、澳大利亚、中国、巴西、英国、日本、美国、南非、德国等），包括营养与营养学、医学、言语病理学、职业治疗学、护理学、患者安全、工程学、食品科学与技术等多个领域的专业人员，旨在建立全球吞咽障碍患者的食物质地与增稠饮品的国际标准化术语和定义，适用于不同年龄、不同文化、不同健康照顾机构。经过三年的努力，IDDSI 工作颇具成效，目前已经完成所有前期研究，并于 2015 年 11 月发表国际吞咽障碍食物标准，确定将食物质地与增稠饮品分为 8 个等级（0~7 级）。其等级用数字、名称和颜色区分，且其还对每个等级的情况和测量方法做了详细的说明，以方便吞咽障碍患者或其照顾者、临床医生和食品提供专业人员或单位使用及确定食物的等级。值得欣慰的是此国际吞咽障碍食物标准倡议组织中有中国籍食品科学与技术专家陈建设教授参与，陈教授亦是 IDDSI 标准中文版的主译，本章节亦是在陈建设教授指导下完成的。希望在本土饮食特点及文化的前提下，中国多学科专家携手共同引进此吞咽障碍食物国际标准，并使之本土化、中国化，以造福中国地区的吞咽障碍人士。

以下是对 IDDSI 国际吞咽障碍食物标准的介绍。

（1）IDDSI 框架和标准。IDDSI 框架把食物和饮品分成 8 个等级，饮品为 0~4 级，食物分为 3~7 级（图 3-19）。

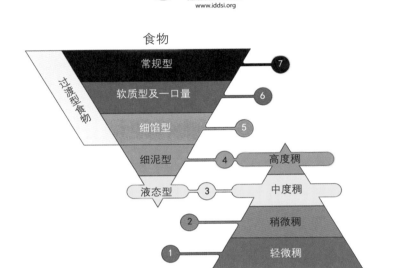

图 3-19　IDDSI 中食物和饮品的等级

（查看"IDDSI 测试方法"文件或者登陆 http：//iddsi.org/framework/drink-testing-methods/）

以下具体介绍各等级的特征及其稠度的生理学依据。

0 级：稀薄（图 3-20、表 3-17）。

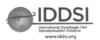

图 3-20　0 级食物标志

表 3-17　0 级食物特征与依据

描述 / 特征	·水样流动
	·快速流动
	·可使用与年龄和能力相符的奶嘴、杯子或吸管饮用
该等级稠度的生理学依据	·可以正常饮用的所有类型的液体

1 级：轻微稠（图 3-21、表 3-18）。

 轻微稠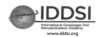

图 3-21　1 级食物标志

表 3-18　1 级食物特征与依据

描述 / 特征	·比水的质地浓稠
	·相比稀薄的液体，需要更用力饮用
	·可使用吸管、注射器、奶嘴饮用
	·接近于市售的"抗反流"（AR）婴儿配方奶粉的稠度
该等级稠度的生理学依据	·主要用于儿童群体的增稠饮品，可降低流动速度，也能流过婴儿奶嘴。应以个案为基础来确定是否适合使用奶嘴饮用

2 级：稍微稠（图 3-22、表 3-19）。

 稍微稠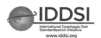

图 3-22　2 级食物标志

表 3-19　2 级食物特征与依据

描述 / 特征	• 可从勺子流出
	• 可用嘴啜饮。可快速从勺子流出，但流速比稀薄饮品慢
	• 使用标准口径的吸管（标准口径的吸管的直径为 5.3 毫米）来饮用此稠度饮品时需要用力
该等级稠度的生理学依据	• 稀薄的饮品因流速太快而不能被安全地控制。这些稍微稠的饮品流速稍微慢一些
	• 适用于舌部控制较弱的人群

3 级：中度稠 / 液态型（图 3-23、表 3-20）。

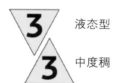
液态型

中度稠

图 3-23　3 级食物标志

表 3-20　3 级食物特征与依据

描述 / 特征	• 可以使用杯子饮用
	• 若从标准口径或大口径吸管吸食，需要稍微用力（大口径吸管的直径为 6.9 毫米）
	• 无法在餐盘上独立成型
	• 无法用餐叉食用，因为它会从餐叉缝隙间缓慢流落
	• 可以用勺子食用
	• 无须口腔加工或咀嚼，可直接吞咽
	• 质地顺滑，没有"小块"（小团块、纤维、带壳或表皮的小块、外壳、软骨或骨的颗粒）
该等级稠度的生理学依据	• 如果舌部控制不足，无法安全饮用稍微稠饮品（2 级），可采用此中度稠 / 流态型饮品
	• 需要更长的时间进行口腔控制

续表

该等级稠度的 生理学依据	・需要一定的舌部推力
	・吞咽疼痛

4 级：高度稠 / 细泥型（图 3-24、表 3-21）。

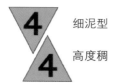 细泥型

高度稠

图 3-24　4 级食物标志

表 3-21　4 级食物特征与依据

描述 / 特征	・多用勺子食用（或是餐叉）
	・无法通过杯子饮用
	・无法用吸管吸取
	・不需咀嚼
	・可在餐盘上独立成型
	・可在重力作用下非常缓慢地流动，但不能被倾倒
	・将勺子侧倾时，会从勺子中完全落下，并能在餐盘上成型
	・不含块状
	・不黏稠
	・没有固液分离
该等级稠度的 生理学依据	・如果舌头控制能力严重弱化，最适合饮用此类饮品
	・相比细馅型（5 级）、软质型及一口量（6 级）、常规型（7 级），其需 要较少推力，但推力要比中度稠 / 流态型（3 级）所需推力大
	・不需要撕咬或者咀嚼
	・如果食物过于黏稠，会导致食物残留增加而成为风险因素

该等级稠度的 生理学依据	• 任何需要咀嚼、需要口腔控制而形成食团的食物都不属于该级别
	• 咀嚼或吞咽疼痛
	• 缺少牙齿或佩戴不合适假牙的个体

5 级：细馅型（图 3-25、表 3-22）。

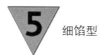 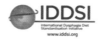

图 3-25　5 级食物标志

表 3-22　5 级食物特征与依据

描述 / 特征	• 可用餐叉或勺子食用
	• 若个体手部控制能力较好，特定条件下可用筷子食用
	• 可在餐盘上固定成型（如球形）
	• 质地绵软湿润，但固液不可分离
	• 食物中可见块状固体：儿童 2~4 毫米；成人 4 毫米
	• 块状固体可轻易被舌头压碎
	• 不需要撕咬
	• 几乎不需咀嚼
该等级稠度的生理学依据	• 仅靠舌头的力量就可以压碎这类食物中的柔软小碎粒
	• 需要靠舌头的力量来移动食团
	• 咀嚼时疼痛或感到疲劳
	• 牙齿缺失或佩戴不合适假牙的个体

6 级：软质型及一口量（图 3-26、表 3-23）。

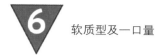 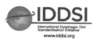

图 3-26　6 级食物标志

表 3-23　6 级食物特征与依据

描述 / 特征	• 可用餐叉、勺子或筷子食用
	• 借助餐叉、勺子或筷子可将其压碎
	• 不需要借助餐刀来切断食物，但在使用餐叉和勺子时可能需要同时使用餐刀辅助盛取食物
	• 吞咽前需要咀嚼
	• 质地绵软、湿润，且没有分离的稀薄液体
	• 进食合适的"一口量"应视进食者口腔大小和口腔咀嚼技巧而定：儿童为 8 毫米小块；成人为 15 毫米小块
	• 不需要撕咬
	• 需要咀嚼
	• 在咀嚼过程中需要舌头的力量和运动来移动食团，并将食团稳定在口腔内
该等级稠度的生理学依据	• 吞咽前需要舌头的力量来移动食团
	• 可缓解个体咀嚼时的疼痛或疲劳感
	• 适合牙齿缺失或佩戴不适合假牙的个体食用

7 级：常规型（图 3-27、表 3-24）。

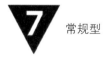 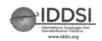

图 3-27　7 级食物标志

表 3-24　7 级食物特征与依据

描述 / 特征	・常规食物，即与年龄和发育相适应的各种质地的日常饮食
	・可以被采用任何方式进食采用
	・食物质地可以是硬的、脆的或天然绵软的
	・食物的尺寸大小在 7 级水平不受限制，但是有一个尺寸范围：儿童，不大于 8 毫米；成人，不大于 15 毫米
	・包括硬的、稠的、难嚼的、纤维化的、多筋的、干燥的、酥脆的或易碎的小块
	・包括含有果核、种子、中果皮（如橘络）、外果皮或骨头的食物
	・包括具有"双重性""混合性"的食物或液体
该等级稠度的生理学依据	个体可把硬质型或软质型食物充分咀嚼成为"吞咽准备"所需的柔软食物团
	・个体可咀嚼所有不同质地的食物而不致疲劳
	・个体可避免或剔除不能吞咽的骨头或软骨

过渡型食物（图 3-28、表 3-25）。

过渡型食物

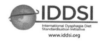

图 3-28　过渡型食物标志

表 3-25　过渡型食物特征与依据

描述 / 特征	通过湿度改变（如水，唾液）或温度改变（如加热），食物能由原来的一种质地（如坚硬的固体）变成另外一种质地。
该等级稠度的生理学依据	・不需要撕咬
	・需要轻微咀嚼
	・一旦改变温度或加入水分 / 唾液，舌头就能够弄碎这些食团
	・可用于发育期咀嚼功能的训练和康复（如儿童和发育障碍人群咀嚼功能的习得；卒中后咀嚼功能的恢复）

（2）测试方法。

1）IDDSI 流动测试（0~3 级）（图 3-29）。可以测量饮品（饮料及流体），包括肉汁、酱料及营养补充品。4 级的饮品已经极度黏稠，在 10 秒内无法流过 10ml 的注射器，常规食用时需使用勺子，所以对于该等级饮品的一致性的测量，通常建议使用 IDDSI 叉子和（或）勺子侧倾测试。

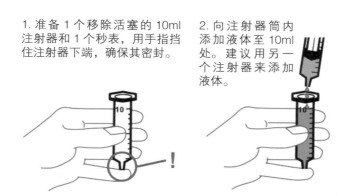

1. 准备 1 个移除活塞的 10ml 注射器和 1 个秒表，用手指挡住注射器下端，确保其密封。

2. 向注射器筒内添加液体至 10ml 处。建议用另一个注射器来添加液体。

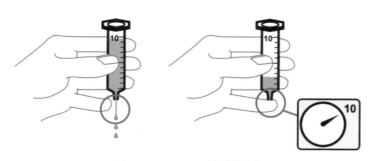

3. 秒表开始计时的同时，将手指从漏嘴处移开。

4.10 秒时，用手指挡住漏嘴，使液体不再流出。

图 3-29　IDDSI 流动测试

IDDSI 级别分类（根据 10 秒后的液体残留量）。

0 级：所有液体都流出注射器。

1 级：注射器筒内有 1~4ml 残留液。

2 级：注射器筒内有 4~8ml 残留液。

3级：注射筒内有超过8ml残留液，但仍然有些许液体流出。

4级：如果没有任何液体流出，此饮品属于4级或以上。

2）餐叉滴落测试。对于浓稠的饮品和流质食物（3级和4级），可以通过评估其是否能够流经餐叉齿缝，以及比较每个等级的细节性描述来进行测试。

3级：中度稠/流态型（Level 3：Moderately Thick/Liquidized）。测试见图3-30。

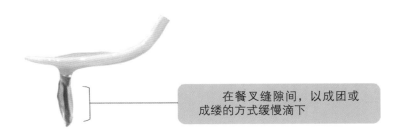

在餐叉缝隙间，以成团或成缕的方式缓慢滴下

图3-30   3级食物的餐叉滴落测试

4级：细泥型/高度稠（Level 4：Extremely Thick/Pureed）。测试图片见图3-31。

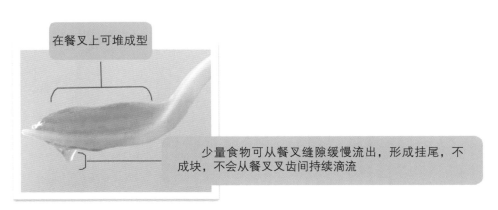

在餐叉上可堆成型

少量食物可从餐叉缝隙缓慢流出，形成挂尾，不成块，不会从餐叉叉齿间持续滴流

图3-31   4级食物的餐叉滴落测试

3）勺子侧倾测试（图3-32）。主要用于测试4级和5级的样本，样本应该具有以下条件：有足够的黏稠度可以在勺子上保持某一形状；如果勺子倾斜，

或倾向一侧，或轻微的抖动，整个勺子的样本滑落，且样品滑落后勺子上几乎无食物残留（也就是说，样本不应该很黏稠）；在碟子中样本应该具有延展性或可轻微的滑落。

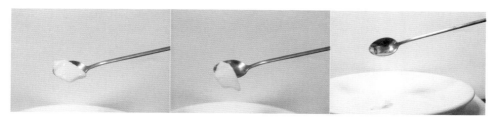

图 3-32　勺子侧倾测试用舒食素 U 调配的 5 级食物进行

4）餐叉压力测试和勺子压力测试。可以通过对餐叉施加压力来观察食物的变化。施加在食品上压力的大小可由拇指指甲明显发白予以量化，如图 3-33 箭头所指。使拇指指甲发白的压力大约为 17kPa。这种压力和吞咽过程中使用的舌肌肌力是一致的（Steele et al.，2014）。

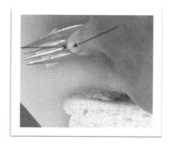

图 3-33　餐叉压力测试

（3）框架的证据。表 3-26 列出了不同食物质地等级的变量和相对应的分级证据，虽然我们竭尽全力，但是所收集到的文献并非详尽无遗。我们将根据最新研究进展来持续更新。

表 3-26　不同食物质地等级的分级证据

变量	参考文献	分级证据
研究文献中 0 级——稀薄饮品的调查	Steele et al.，2015	Ⅲ –2
	Barata et al.，2013	Ⅳ
	Bingjie et al.，2010	Ⅲ –2
	Bisch et al.，1994	Ⅲ –2
	Butler et al.，2004	Ⅳ
	Chen et al.，1992	Ⅳ
	Chi-Fishman & Sonies，2002	Ⅳ
	Santos et al.，2011	Ⅲ –2
	Goldfield et al.，2013	Ⅳ

续表

变量	参考文献	分级证据
研究文献中 0 级——稀薄饮品的调查	Igarashi et al.，2010	IV
	Ishida et al.，2002	IV
	Lee et al.，2012	IV
	Lee et al.，2010	IV
	Lin et al.，2011	IV
	Linden et al.，1989	IV
	Oommen et al.，2011	III −2
	Reimers-Neils et al.，1994	IV
	Ruark et al.，2002	III −2
	Saitoh et al.，2007	IV
	Steele & Van Lieshout，2004	IV
	Steele & Van Lieshout，2005	IV
	Taniwaki et al.，2013	IV
	Troche et al.，2008	IV
	Youmans et al.，2009	III −2
研究文献中 1 级——轻微稠的调查	Stuart & Motz，2009	试管内台架测试
	Almeida et al.，2011	试管内台架测试
	Cichero et al.，2011	试管内台架测试
	September et al.，2014	试管内台架测试
研究文献中 2 级——稍微稠的调查	Steele et al.，2015	III −2
	Barata et al.，2013	IV
	Chen et al.，1992	IV
	Chi-Fishman & Sonies，2002	IV
	Goldfield et al. 2013	IV
	Igarashi et al.，2010	IV
	Inagaki et al.，2008	IV
	Inagaki et al.，2009	IV
	Lee et al.，2010	IV
	Oommen et al.，2011	III −2
	Reimers-Neils et al.，1994	IV
	Ruark et al.，2002	III −2
	Steele & Van Lieshout，2004	IV
	Steele & Van Lieshout，2005	IV
	Youmans et al.，2009	III −2
研究文献中 3 级——中度稠 / 流态型的调查	Steele et al.，2015	III −2
	Butler et al.，2004	IV
	Chi-Fishman & Sonies，2002	IV
	Igarashi et al.，2010	IV

续表

变量	参考文献	分级证据
研究文献中 3 级——中度稠／流态型的调查	Inagaki et al.，2008	Ⅳ
	Inagaki et al.，2009a	Ⅳ
	Inagaki et al.，2009b	Ⅳ
	Steele & Van Lieshout，2004	Ⅳ
	Steele & Van Lieshout，2005	Ⅳ
	Youmans et al.，2009	Ⅲ–2
研究文献中 4 级——高度稠／细泥型的调查	如 Steele et al.（2015）所注：	Ⅲ–2
	Barata et al.，2013	Ⅳ
	Bingjie et al.，2010	Ⅲ–2
	Bisch et al.，1994	Ⅲ–2
	Butler et al.，2004	Ⅳ
	Chen et al.，1992	Ⅳ
	Chi-Fishman & Sonies，2002	Ⅳ
	Santos et al.，2011	Ⅲ–2
	Gisel，1991	Ⅳ
	Inagaki et al.，2008	Ⅳ
	Inagaki et al.，2009a	Ⅳ
	Inagaki et al.，2009b	Ⅳ
	Ishida et al.，2002	Ⅳ
	Kim & Han，2005	Ⅲ–2
	Lin et al.，2011	Ⅳ
	Newman et al.，2016	Ⅲ
	Reimers-Neils et al.，1994	Ⅳ
	Taniwaki et al.，2013	Ⅳ
	Troche et al.，2008	Ⅳ
	Youmans et al.，2009	Ⅲ–2
过于浓稠的饮品增加了吞咽后咽部残留的风险	Hind et al.，2012	Ⅳ
	Newman et al.，2016	Ⅲ
	Robbins et al.，2008	Ⅱ

2. 香港吞咽障碍食物标准

香港医院管理局辖下医院餐类与食物名称统一如下。

（1）餐类名称。见表 3-27。

表 3-27　餐类名称

- Regular（正餐）

- Soft（软餐）

- Minced（碎餐）

- Congee（粥餐）

- Pureed Meat Soft Rice（糊饭餐）

- Pureed Meat Congee（糊粥餐）

- D Pureed Meat Soft Rice（D 糊饭餐）

- D Pureed Meat Congee（D 糊粥餐）

- D Puree（D 全糊餐）

- Full Fluid（全流餐）

- Semi Clear Fluid（半清流餐）

- Clear Fluid（清流餐）

（2）固体分类。见表 3-28。

表 3-28　固体食物分类

食物质地	餐类名称	评估用食物
正常固体	正常餐	饼干
软固体	软餐	饼干或小面包
碎固体	碎餐	碎饼干或碎面包
糊状碎固体	软滑餐	果泥及碎饼干或碎面包
糊状	糊餐	果泥

（3）流质 / 液体分类。见表 3-29。

表 3-29　流质 / 液体食物分类

流质质地	配方
稀薄流质	水
微稠流质	100ml 水 +2 茶匙凝固粉（即 10ml）
少稠流质	100ml 水 +3 茶匙凝固粉（即 15ml）
中稠流质	100ml 水 +4 茶匙凝固粉（即 20ml）
特稠流质	100ml 水 +5 茶匙凝固粉（即 25ml）

3. 食物质地 / 稠度、味道对吞咽生理的影响

有研究表明，颏下肌肉参与口腔期和咽部吞咽过程（Dantas et al.，1990；Palmer et al.，1992；Reimers & Larson，1994）。目前引用生物电信号研究，我们能够观察到在甜、酸、咸三种味状况下颏下或舌骨下肌群活动的开始时间无显著差异。然而，在甜、酸味状况下颏下和舌骨下肌群活动的开始时间明显早于无味道状况下（Ding et al.，2003）。

口腔压力由腭舌接触后产生。食物的黏稠度可增加口腔压力（Mc Connel，1988；Pouderoux et al.，1995；Shaker et al.，1988）；口腔压力增加，颌下肌群的活动增加。喉上抬幅度随着食团的黏稠度增加而增加（Shaker et al.，1990），这表明需要更多的舌骨下肌群的活动，目前研究结果与之前研究结果保持一致（Ding et al.，2003）。

食物质地（包括黏附性、内聚力、坚定、脆性、硬度、弹性、黏度和屈服应力、质地改良的水平）影响吞咽障碍管理。食物质地通常根据患者口腔运动控制进行改良。有研究者推测某些饮食（尤其是一些混合食物泥）外观不好看，味道也不好，在口腔中会让人感觉不愉快（Groher et al.，1995）。当我们努力克服这些缺点后有了不一样的结果。例如，一些研究表明，成型 - 成熟悉形状的食品可能有助于改善饮食感受（Cassens et al.，1996；Germain et al.，2006）。也有人已经发现，这些措施会产生好的影响（Ballou et al.，2000；Stahlman et al.，2001）。

进食从哪种质地 / 稠度的食物开始?

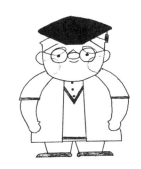

这也许是治疗师临床中最头疼的问题。Dr. John Wiley &Dr. Sons 提出了如下观点。

谨慎地开始是成功的基础。因此,许多治疗师从布丁或加稠的液体开始,确定比较稠、内聚力强的食团可以安全管理后,再给予内聚力小的食团,最后给予最不稳定的稀薄液体。稀薄液体被视为不稳定的,是因为它们是最容易流动和变形,并需要患者有相当好的口腔和咽部控制和协调能力以确保其安全地吞下的。此外,也有一些治疗师首先评估吞咽液体的安全性,之后再评估固体的安全性。也有临床工作者选择从不需要大量咀嚼和转运的固体食物开始,到需要相当大的咀嚼力量的固体食物(John et al.,2006)。

动手前要思考以下问题

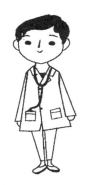

(1)决定进食姿势。

1)口肌功能。

2)患者的姿势。

(2)决定食物质地。

1)患者的口肌功能 / 沟通能力。

2)患者的咽部及喉部功能。

3)患者的病史。

(3)决定食物放置口中的位置。患者的口肌功能。

(五)评估工具准备

评估工具的准备因地制宜,应注意不同国家 / 地区饮食特点和文化习俗,且由于不同的机构 / 单位的设施和条件有所不同,评估准备的工具也会略有不同。不能强求每个机构 / 单位都准备一样的物品。特别是以上 7 级不同质地、不同稠度的食物和饮品均有多种对应的具体食物种类，可根据当地的饮食习惯和文化习俗选择，同时也要根据不同患者的饮食喜好、病情、状况选择。

1. 基础工具

（1）高度稠（液体类）/ 细泥型（固体类）食物，如果泥、玉米糊或其他糊状食物。

（2）细馅型（固体类）/ 软质型（固体类）食物，如小面包。

（3）常规食品（固体类），如饼干。

（4）水。

（5）凝固粉 / 增稠剂：用来增加水的黏稠度。

（6）杯 / 碗。

（7）吸管。

（8）大、小勺子。

（9）手套、压舌棒、手电筒。

注意：以上仅供参考借鉴。也可以就地取材，用患者目前正在食用的食物进行进食评估。

2. 床边吞咽评估辅助工具

临床吞咽评估还包括颈部听诊吞咽时和吞咽后的呼吸音（Borr et al.，2007；Leslie et al.，2007）和（或）检测血氧饱和度水平。两者同时检测评估可以得到误吸相关信息（Wang et al.，2005；Morganet et al.，2008）。

（1）血氧饱和度监测仪。

1）取血氧饱和度基线。

2）进行临床吞咽评估。

3）检测血氧饱和度至少 2 分钟（注意：此处的时间并非绝对，部分言语治疗师在进行进食评估的同时使用脉压血氧饱和度监测仪）。

4）如血氧饱和度比基线低出 2%，意味着有误吸的情况。

（2）颈部听诊器。

1）将听诊器放在环状软骨下方或喉外边缘。

2）评估前聆听呼吸声以作基线。

3）一边聆听一边进行临床吞咽评估。

4）对比吞咽前后的呼吸音。

5）分辨呼吸道是否有分泌物或残留物。

6）吞咽后有水泡音，意味着有误吸的情况。

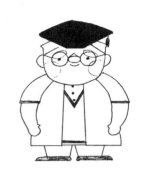

进食从多大的量开始？

　　这是继选择哪种质地或稠度的食物后的又一个让言语治疗师头疼的问题，下面一起来看看 Dr.Adnerhill 是怎么说的吧。

　　用一茶匙布丁稠度或非常黏稠液体进行评估是合理的，因为一茶匙是一个健康的个体摄取这种类型食物的食团分量。数量小于一茶匙可能难以形成有凝聚力的食团。例如，一勺豌豆比一颗豌豆更容易形成吞咽。对于较低黏稠度的食团（即稀薄的液体），现在更多争论的焦点在于评估患者的"正确"的量是多少。研究告诉我们，对于稀薄液体，男性平均每口吞下 25ml，女性平均每口吞下 20ml（Adnerhill et al.，1989）。

（六）评估策略

1. 看

　　在尝试进食评估时，言语治疗师必须注意患者各个方面的情况，从而制订最佳的进食评估方案。言语治疗师须重点观察吞咽前、吞咽中及吞咽后的情况，且在整个过程中注意以下几点。

　　（1）患者对食物的反应。

　　（2）唇闭合。注意观察是前方泄漏还是左右唇角泄漏。

　　（3）舌的运动。

　　（4）咀嚼动作。

　　（5）是否出现咳嗽、清喉咙或呼吸困难、呼吸变化？若出现，则须观察这些情形出现的频率，及其发生的用餐时段（起始、中途或末尾）。

　　（6）吞咽后口腔内是否有食物残留。

（7）用餐过程中分泌物的改变量。

（8）用餐费时多久和进食量。

（9）呼吸和吞咽的协调。

（10）患者应避免哪些食物和液体。

什么是隐性误吸?

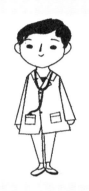

隐性误吸（silent aspiration，又称静默式误吸）是指食物进入气管，并到达声带之下，但患者并没有咳嗽或任何反应。

40%存在误吸的患者属于隐性误吸，评估后要多加观察患者右肺下叶情况和其是否有不明原因的低热。

2. 摸

在给患者行进食评估时，言语治疗师在其进食过程中将手指放置在其喉部位置，一方面感受吞咽的动作，另一方面感受是否存在咽期吞咽延迟。手指放置的压力不宜太大，否则会影响患者喉上抬运动；但也不能太小，否则会无法感受喉上抬运动。放置时机也需要恰当，若放置太早会让患者产生紧张心理，且长时间将手指放置喉部也会使患者有不适感；若放置太晚则会错过感受完整的吞咽过程。放置的位置也很重要，言语治疗师要熟悉准确的解剖位置，了解不同年龄、性别患者喉部特点，如女性喉突出部位普遍没有男性明显，肥胖者、颈部短者较难摸到喉部位置。准确找到触诊位置需要言语治疗师反复在不同人群中练习。

手指放置的正确位置（图3-34）如下。食指轻放在下颌骨正下方的前端（可以感受舌动作的起始），中指放在舌骨处（感受舌骨运动），无名指放在甲状软骨的顶端，小指放在甲状软骨的下端。无名指和小指可以在咽期吞咽启动时侦测喉部的动作，比较舌开始动作和舌骨与喉部动作的时间差，为言语治疗师提供口腔期通过时间和咽期启动延迟时间总和的粗略值，也可以说是可为其提供舌头引发吞咽到咽期吞咽启动的时间值。需要注意的是，吞咽时喉部触觉结果很主观，不同言语治疗师给出的答案可能不一致，而且整个吞咽过程不是我们肉眼直接观察到的，而是根据各种外部表现间接判断，所以触摸结果存在各种偏差。

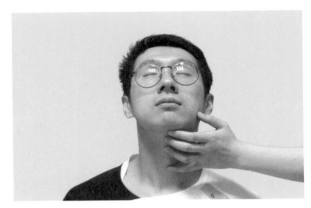

图 3-34　临床评估中手指的正确放置部位

如何才能判断隐性误吸？

　　隐性误吸不能凭肉眼判断，也不能主观臆断，只能用仪器评估来确定（Terre R & Mearin F., 2006）。

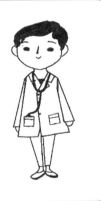

3. 听

进食评估过程中，应注意听如下声音。

（1）音质。观察吞咽前、中、后的声音质量。可以嘱患者在吞咽前后发"啊"音进行对比，看前后是否有变化。

（2）咳嗽。观察吞咽过程中咳嗽的发生以及发生时间。

（3）嘎音和湿音。观察是否有特定的吞咽异常的声音。

（4）吞口水的声音。观察是否有吞口水的声音。

湿音知多少

湿音是渗透和误吸的征兆。湿音表示吞咽障碍患者存在喉功能障碍，有异物渗透和误吸的风险（Warms et al.，2000）。

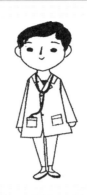

误吸、喉头侵入／渗透、食物残留和反流如何区分？

误吸：是指吞咽时食物通过声带（声门）进入气道。

喉头侵入／渗透：是指吞咽时食物进入喉，但是没有通过声带。

食物残留：是指吞咽后食物仍存留在口腔或者咽部。

反流：是指食管的食物没有进入胃，而是进入了口腔、鼻腔、咽。

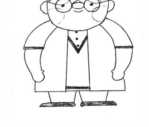

误吸一定会导致吸入性肺炎？

不是！发生误吸不一定会引起吸入性肺炎！这和患者误吸的食物质地、误吸的量、咳出误吸物的能力以及患者的体力和免疫力有关。

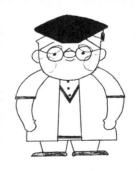

（七）吞咽各期评估

1. 口腔前期和口腔期（表 3-30）

（1）主动张口。观察患者是否主动张口及张口幅度。

（2）唇闭合。观察患者唇闭合能力如何，有无从唇中间、左右唇角溢出。

（3）咀嚼能力。观察患者是一侧咀嚼还是双侧咀嚼；观察其咀嚼费力程度、咀嚼时间。

（4）下颌运动。观察患者是否可以做下颌的上下及左右圆圈运动，并观察其力度及活动范围。

（5）口腔传送时间。观察从食物进入口腔（闭唇开始）后咀嚼动作停止至吞咽启动的时间。

表 3-30　口腔前期和口腔期观察要点

	无	稍许	严重
主动张口困难	——	——	——
唇闭合困难	——	——	——
咀嚼困难	——	——	——
口腔传送延长	——	——	——
下颌运动困难	——	——	——
食团在吞咽前坠入咽部	——	——	——

2. 咽期（表 3-31）

（1）吞咽反射启动时间言语治疗师用"四指触摸喉部法"粗略估计咽期启动时间。食指感受舌动作的起始，中指感受舌骨运动，无名指感受喉上抬动作，从口腔转运停止至感受到舌骨及喉上抬的时间。

（2）喉上抬幅度及速度。通过无名指和小指感受患者喉上抬幅度及速度。

（3）喉上抬协调性/顺畅度。观察患者是否出现反复启动吞咽，但每次都没有完成一个完整的吞咽动作；或者出现习惯性立刻反复吞咽。

（4）观察患者吞咽过程中喉上抬的改变。

（5）每口吞咽次数。

表 3-31　咽期观察要点

无	稍许	严重	
吞咽反射延迟	___	___	___
喉上抬幅度及速度下降	___	___	___
喉上抬协调性/顺畅度	___	___	___
反复启动吞咽	___	___	___

3. 食管期（表 3-32）

虽然食管期问题不属于言语治疗师处理的范围，但是言语治疗师也需要了解食管期吞咽障碍的异常表现，并留意观察、转诊至胃肠消化科医生。

（1）观察患者是否有易饱胀感。

（2）观察患者是否有易食物反流。

（3）观察患者是否有易进食后呕吐。

（4）患者自诉有食物卡在喉咙的感觉。

表 3-32　食管期观察要点

	无	稍许	严重
食物反流	___	___	___
进食后呕吐	___	___	___
患者自诉有卡住感	___	___	___

4. 吞咽后（表 3-33）

（1）咳嗽。注意咳嗽时间是在吞咽前、吞咽中还是吞咽后；在前面基础评估中患者是否已经出现咳嗽情况。

（2）喉部清理。吞咽后患者是否有自觉的喉部清理，是否可以遵从指令进行喉部清理。

（3）声音变化。嘱患者吞咽后轻轻发"啊"音，观察声音较前有无变化，有无湿音、嘎音出现。

（4）气喘。注意气喘时间是在吞咽前、吞咽时还是吞咽后；在前面基础评估中患者是否已经出现气喘情况。

（5）口腔残留。患者进食评估后，应查看其口腔内有无残留食物，若有则应观察食物残留位置，尤其要注意观察硬腭、左右沟、舌面等位置。

（6）咽部残留。食物残留在咽部是不容易观察到的，可以通过吞咽后声音改变、不自觉清喉咙来间接判断。

（7）鼻反流。观察患者有无食物从鼻腔反流的状况，若有则观察反流的食物是液体食物还是固体食物等。

表 3-33　吞咽后观察要点参考

	无	稍许	严重
咳嗽	——	——	——
喉部清理声音变化	——	——	——
气喘	——	——	——
口腔残留	——	——	——
咽部残留	——	——	——
鼻反流	——	——	——

呼吸、吞咽与言语哪个最重要？

　　无疑呼吸最重要，其次是吞咽，最后是言语。人在吞咽的一瞬间是屏住呼吸的，呼吸问题会影响吞咽功能。对于有呼吸问题的患者，应避免一切加重其呼吸负担的评估与治疗。

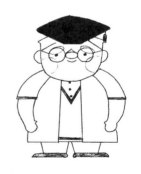

（八）尝试吞咽策略

言语治疗师在没有仪器评估的条件下，在观察尝试吞咽时的吞咽障碍症状时，为提高安全性和营养摄入量，可能会在患者口腔摄入过程中尝试控制食团的黏稠度、温度或大小，或改变患者的体位和 / 或进食行为。有许多补偿策略可以尝试，但在实施这些策略时，保证安全是首要的任务。如果这种策略对于食团转运没有明显改善，终止此策略并转诊，让患者去做仪器评估是非常有必要的（McCullough et al.，2013）。

1. 进食或喂食速度

如果患者能自行进食，则鼓励患者自己动手。在此过程中，言语治疗师要密切观察患者进食速度或照顾者的喂食速度，如出现喂食或进食速度过快、一口未吞干净便开始下一口或边吞边咳嗽等，则提醒患者或照顾者减慢速度。也有出现患者的进食或照顾者的喂食速度过慢的情况，这种情况不能给患者足够的刺激从而顺利地完成进食，且间隔时间过长容易导致患者疲劳。如患者不能领会，则以合适的速度给患者喂食示范。

2. 进食或喂食用具及其他餐具

吞咽评估也与进食或喂食用具及其他餐具密切相关，不同病种患者可选择的用具及其他餐具也各有不同，应注意杯子、吸管和勺子的选择。如舌癌舌切除后患者饮水，不宜选择吸管，而应该选择杯子，宜选择长柄勺喂固体，这样可将食物直接放在舌根处。勺子大小也很关键，张口困难的患者不宜使用大尺寸的勺子，宜使用小尺寸短柄勺。此外，还应根据患者平时的饮食习惯来选择适合其进食的餐具，如平常喜欢西餐的患者则较偏向选择叉子和勺子，而喜欢中餐的患者则更愿意用筷子夹饭菜、用勺子来盛汤。

进食或喂食用具及其他餐具选择记录在表 3-34。

表 3–34 进食或喂食用具选择记录

	杯子	吸管	叉子	勺子	筷子
选择	——	——	——	——	——
说明					

3. 自行进食与他人喂食

根据患者的认知能力及肢体活动能力指导其调整进食或喂食方式。在认知能力及肢体活动能力均允许的情况下应鼓励患者自行进食；而对于认知能力及肢体活动能力稍差的患者，也鼓励其参与一部分进食动作（如照顾者帮助握着患者的手，使之能用餐具取食物），且这也能帮助患者进行认知能力及日常生活活动能力训练。反之，在进食评估过程中，如果患者虽自行进食但大大影响了进食进度，且增加了误吸等风险，则应该立即调整为照顾者辅助进食或完全替代喂食。

4. 进食或喂食时间

应选择患者有足够的体力 / 耐力的时候进食，尤其是高龄患者和认知障碍患者，如果 13∶00~14∶00 其处于午间最佳状态，而之后是其固定午休时间，则应选择其最佳状态时间进行评估。偶尔我们会听到照顾者反映说"某某很懒，中午总是一吃饭就想睡觉"，有时候我们到患者床旁见其也一副昏昏欲睡的样子，不要立即判定患者"不适合进食评估"，我们可以考虑是否错过了患者的最佳状态时间。

5. 进食或喂食食物质地和分量（大小）

在临床实践中，用一茶匙（5ml）液体评估患者吞咽功能是较普遍的做法。在视频透视吞咽检查程序中，甚至主张用更小的量（2~5ml）（McCullough et al., 2013），如果是固体（各种不同稠度）通常也从一茶匙（5ml）开始，但在进食或喂食过程中需要根据实际情况随时调整，不需要每种稠度的每种分量都试一次。如患者已经经口饮水数月，目前只是吞咽固体困难，则应重点调整固体的稠度以及合适的分量。如给患者食用一块小蛋糕时，其张口幅度很小，一边吃一边从嘴角泄漏，则可能是由于鼻咽癌患者张口困难，也可能是由于认知障碍患者的注意力问题所致。言语治疗师应一方面思考引起这些问题的原因找出相应的对策，另一方面调整蛋糕的分量。言语治疗师还应仔细询问患者及照顾人员其之前的进食 / 喂食分量，并据此准备进食或喂食评估的分量。

6. 代偿性吞咽策略

言语治疗师可根据之前的评估部分预判患者可能存在的生理异常，从而在进食评估中有选择性地改变进食姿势，以便更明确生理异常部位及原因。如针对可能存在梨状窦残留的患者，嘱患者进食后头部向左后转及向右后转，这样可将该侧梨状窦的残留物挤出咽部；针对可能存在会厌谷残留的患者，嘱患者抬头做下巴上抬动作，并维持数秒，这样可使舌根向后挤压会厌谷的残留物。

代偿性吞咽策略同时也是治疗策略，可参考相关书籍的治疗部分的内容。另外，也可将增加口腔感知觉的技巧运用到进食评估中，特别是对于吞咽失用症、吞咽启动延迟、口腔感觉能力下降的患者，可从味觉、触觉、温度觉等着手，如使用冰和酸的刺激，用金属勺喂食时给舌部施压，使用患者喜欢的甜食等。

（九）吞咽评估后的建议

此阶段为总结并建议阶段，需要言语治疗师迅速回顾患者的所有基本情况，包括患者病历中的信息、主观评估结果、沟通评估结果、脑神经评估结果等，并基于以上结果综合分析患者是否能够进行进食评估，进食评估后的结果如何，是否存在吞咽障碍，吞咽障碍程度，吞咽是否安全，是否存在误吸风险，营养是否足够，水和食物是否都能满足基本需求，影响其吞咽能力的关键因素是哪些，预后如何。此阶段需要言语治疗师牢牢记住患者的临床诊断，给出关于吞咽障碍的大致诊断，并在临床吞咽评估结束后及时给患者及照顾人员吞咽建议。这部分最考验言语治疗师经验积累程度、临床分析综合能力、灵活应变能力。确定吞咽障碍程度的关键因素是进食安全性、误吸和（或）窒息的危险程度。风险程度决定管理和治疗计划。在某些情况下，在仪器评估程序完全完成后才能制订诊断和管理计划。

临床吞咽评估结束是评估的终点吗？

不是！对于没有仪器评估条件的单位，临床吞咽评估结束就意味着所有吞咽障碍评估基本结束了。但需要注意的是，吞咽的口腔期通常能很好地量化与彻底地进行临床检查，但以此来推断吞咽的咽期却是比较难的，此类情况对咽期进行可视化的影像学评估是非常必要的（McCullough et al.，2013）。可申请转诊至有仪器评估条件的单位做进一步检查。

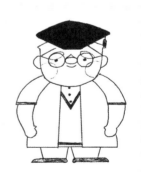

1. 进食方法

首要的建议便是对患者进食方法的建议，是经口进食还是非经口进食（noting-per-mouth orders，NPO）。如是非经口进食，是选择插鼻饲管还是选择经皮胃造瘘术（percutaneous endoscopy gastrostomy，PEG），或是选择胃肠外营养？如果基于以上评估仍不能确定，请进一步行仪器评估确诊。在条件允许的情况下，请联系患者主管医生和营养科医生或营养师一同来制定患者的进食方式，不管选择哪种方式，需要满足两种条件，即进食的安全性和营养的需求。

2. 液体食物和固体食物质地选择

根据患者进食评估的结果，以及患者其他方面情况，参考 IDDSI 标准中关于食物测量方法为患者选择两种质地的食物。

（1）液体食物（饮品，喝的）。高度稠（4 级），中度稠（3 级）、稍微稠（2 级），轻微稠（1 级）、稀薄（0 级）。

（2）固体食物（食物，吃的）。常规食物（7 级）、软质型及一口量（6 级）、细馅型（5 级）、细泥型（4 级）、流态型（3 级）。

3. 进食建议

（1）进食 / 喂食姿势。直立独坐、抬高床头（多少度）、靠背椅、姿势矫正椅、老人椅、侧卧等。

（2）进食 / 喂食方法。

1）餐具。勺子（长柄、短柄；粗柄、细柄；金属、塑料、硅胶、陶瓷、木制等）、杯子（金属、塑料、硅胶、陶瓷、木制等；剪口或常规形状杯子）、吸管（管径粗细程度、质地坚硬或柔软）、筷子（"学习筷"或加粗筷子）、碗（带吸盘的碗、不易摔碎的碗；碗口径大小）。

2）速度。宜慢不宜快，确保上一口吞咽完后再继续下一口。

3）放置食物的位置。放置在舌前中部还是舌根处。

（3）进食 / 喂食分量及时间。一口量为多少？一餐的食量是多少？每餐进食约多长时间完成？

（4）需要辅助程度。自行进食、辅助喂食、完全喂食。

（5）代偿性吞咽策略。

1）有选择性地改变进食姿势。低头吞咽、仰头吞咽、侧头吞咽、转头吞咽等。

2）增加口腔感知觉的技巧。利用温度、味觉、触觉等增加口腔感知觉。进食/喂食方法重点记录在表3-35。

表 3-35　进食/喂食记录

	杯子	吸管	叉子	勺子	筷子
餐具	——	——	——	——	——
	速度	放置食物的位置	分量	时间	
进食/喂食	——	——	——	——	
	无	部分	完全		
辅助程度	——	——	——		
代偿策略	——	——	——		

4. 吞咽治疗方案及治疗强度

（1）目标。长期目标、短期目标。

（2）计划。包括治疗内容、治疗时间、治疗强度、家庭指导等。

5. 进一步评估的需要

正如本章开头所讲，进行彻底的临床吞咽检查是非常必要的，因为需要决定是否需要进一步的评估，以及进行哪些评估。言语治疗师若熟悉这些应用程序，可向患者提供有哪些其他的评估并转诊给他们接受进一步的检查。常见的两种检查方法见表3-36。

（1）视频透视吞咽检查（videofluoroscopy swallowing study，VFSS）。VFSS是目前公认的吞咽障碍诊断"金标准"（Cook et al.，1999）。此项检查一般由放射科医生和言语治疗师共同合作完成，VFSS能更直观、准确地评估口腔期、咽期和食管期的吞咽情况，对于诊断、干预手段的选择意义重大。同时，其也可用于评估治疗和代偿策略对吞咽功能的改善作用。

（2）纤维内镜吞咽检查（videoendoscopic evaluation of swallowing，VE或 fibreoptic endoscopic evaluation of swallowing，FEES）。FEES是除VFSS之外的另外一种临床上普及的检查方法。在吞咽障碍的各种检查方法中，FEES是对咽、喉部进行检查的最直观、最简单易行的方法，且现代内镜技术的发展使内镜对此范围的诊断具有更加方便可靠的新价值。它可与 VFSS 结合，为临床提供重要的信息。

表 3-36　VFSS 与 FEES 优点和缺点比较

VFSS		FEES	
优点	缺点	优点	缺点
（1）全面针对口、咽、喉、食管的吞咽运动进行的动态检查 （2）能准确评估误吸的时间及原因 （3）清楚检视代偿性策略的成效	（1）缺乏感觉功能检查 （2）接受额外 X 射线辐射 （3）费时及费用高 （4）短暂的评估 （5）不能检查唾液处理	（1）直视观察鼻、上咽腔、会厌、声带功能 （2）确定食团积聚位置 （3）检查唾液处理 （4）粗略评估感觉功能 （5）能短时期内多次重复评估	（1）缺乏口腔期评估 （2）不能直接检查喉上抬能力 （3）不能观察吞咽时的误吸 （4）不能检查咽期
人员	言语治疗师，放射科医生，放射科技师	人员	言语治疗师，耳鼻喉科医生
工具物品	X 光透视机 / 数字胃肠仪造影剂、钡剂，食物	工具物品	纤维内镜色素，食物

什么情况下需要仪器评估？

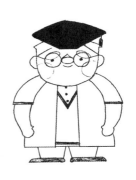

　　ASHA 于 2010 年发布的《吞咽障碍仪器评估临床指针》实践政策中有关需要吞咽仪器评估的数据、体征和症状的内容如下。

　　（1）症状和体征与临床检查结果不符。

　　（2）需要确认疑似医疗诊断和 / 或协助鉴别医疗诊断。

　　（3）需要确认和 / 或鉴别吞咽障碍诊断。

　　（4）营养或肺部损伤导致"是否口咽吞咽障碍导致这些情况"的问题。

　　（5）吞咽的安全和效率仍需关注。

　　（6）患者确定需要做吞咽康复、指导吞咽治疗和管理需要更进一步的准确信息。

（3）转诊给其他专业评估。如为了充分满足患者的营养需求，可转诊给营养医生或营养师会诊；发现食管期吞咽障碍征兆，可转诊给胃肠（消化）科医生进一步诊断治疗。

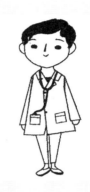

到患者床旁观察"一顿饭"很重要！！！

　　治疗室的整体设施、座椅、光线、通风、噪声、其他干扰因素等与病房是不一样的，言语治疗师与家属或照顾者对患者的态度和要求也不一样。同时，患者的态度、心理和情绪在不同环境中也是不同的。常常听到家属或照顾者抱怨说患者只在这里可以好好吃，回病房后总是吃不好，不是咳嗽就是噎住了；言语治疗师过去查看发现，原来患者在治疗室的进食体位、家属使用的餐具、喂食的速度都与在病房的情形有偏差。因此，到患者床旁观察"一顿饭"很重要。不仅是观察"一顿饭"那么简单，而是对于配合这"一顿饭"的所有支持环境进行仔细观察和深入了解。

　　如果患者平常在家中或养老院进食，可以嘱咐其家属或照顾者拍一段视频给言语治疗师参考。

6. 给家属或照顾者及其他医护人员的健康宣教及技巧

　　有一个问题值得大家思考：尽管言语治疗师在吞咽障碍康复中扮演重要角色，但如果按每天 30~60 分钟、每周 3~5 次的吞咽治疗频率看，言语治疗师与患者见面共处的时间是非常有限的。患者大部分时间在病房、家中、养老院或其他场所，与之相处最密切的是其家属或照顾者，其次是其他医护人员。所以吞咽障碍康复特别强调团队的概念，在这个团队里，言语治疗师是核心和枢纽，对整个团队的顺利运作起到非常重要的作用。言语治疗师需要及时从患者日常情况中找出问题所在，并及时把情况和团队成员共享，以保证治疗计划顺利进行和及时修改。言语治疗师需要和团队各个成员沟通患者的吞咽评估与管理情况，同时也担当了吞咽障碍康复健康宣教的重要角色，如让家属或照顾者了解吞咽障碍基础知识（吞咽障碍常见于什么人群，有什么征兆、症状和体征，预后如何，康复治疗效果如何），教会患者家属或照顾者如何给患者安全地喂食、采取哪些吞咽策略，如何延续家属训练等。家属的支持和参与非常重要，患者出院后吞咽食物的选择及制作、口腔护理等都需要家属协助患者完成。吞咽障碍患者的主管医生需要具有全面的吞咽障碍相关知识以及协调各学科的能力，在接诊患者、预测预后、风险及并发症管理、协助吞咽障碍诊断及评价、明确吞咽管理目的等方面发挥重要作用。言语治疗师需要和主管医生沟通患者目前的吞咽情况（吞咽障碍诊断、严重程度分析等），特别是关于进食方式的选择要和主管医生充分沟通，言语治疗师也需要从主管医生那里获得更多关于患者临床疾病和预后的信息，以及主管医生对于患者吞咽情况的见解（应注意患者在治疗室与病房出现的情况有可能不一样），从而综合分析，共同制订康复目标和计划。护士在吞咽障碍管理中也担当非常重要的角色。护士是和患者接触最多的医务人员，所以应该具备一定的吞咽相关知识。护士可担任吞咽障碍筛查工作，可以监督患者在病房的进食、家人或照顾者在病房的喂食、家庭训练情况、口腔管理情况，并给予相关指导并记录，及时把患者的状态及问题向言语治疗师和团队的其他成员反映。言语治疗师须和物理治疗师沟通患者目前体位对吞咽的影响、头颈部控制能力对患者进食的影响，让物理治疗师更明确运动训练目标；和作业治疗师沟通患者的日常生活活动能力状况，特别是手取食物的能力；和假肢师与矫形器师沟通如何改良患者目前的餐具，使其能更好地配合顺利进食。

7. 确定跟进（随访）日期

每次评估与治疗完毕后，言语治疗师需要告之患者和家人或照顾者下次跟进（随访）的时间，及在出现什么情况时随时前来就诊。

第四章

评估记录与报告

一、目的

（1）清晰及详细地记录评估结果。

（2）记录治疗计划、进度及成效。

（3）证明进一步评估或治疗的需要。

记录及报告需注意！！！

（1）需要附地方机构及法律条文于评估或治疗后。

（2）最短的可行时间内进行。

（3）报告内容需向转诊单位汇报。

（4）记录及报告内容需对外界及非照顾患者的医护人员绝对保密。

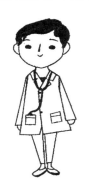

二、评估报告结构

（一）结构及内容

1. 日期

评估或治疗日期及报告撰写日期。

2. 患者资料

姓名、性别、年龄、职业、语言、出生日期、联络数据（包括地址及电话）、病历号。

3. 评估人员

负责进行评估或治疗的人。

4. 转诊途径

转诊给人员或单位，如医生、护士、自行转诊等。

5. 转诊给及求诊原因

简单列明原因，如吞咽困难、饮水呛咳等。

6. 病史

从患者的病历、医护人员或患者家属及患者本人获得（参考第三章）。

7. 评估内容及结果

（1）主观评估：床边观察、呼吸状态。

（2）沟通评估结果：语言、言语、认知、嗓音等。

（3）脑神经 / 口肌评估：每组神经 / 每组口肌的功能。

（4）吞咽评估的方法：如床边评估或辅助仪器评估。

（5）吞咽评估结果：评估的食物（口腔期、咽期）吞咽后的情况、尝试过的吞咽策略及成效、血氧饱和度及吞咽声音的转变。

8. 评估总结及诊断

（1）沟通及吞咽的诊断。

（2）沟通及吞咽能力总结：吞咽障碍程度及显著特征、误吸的风险。

（3）推断吞咽障碍的原因。

9. 建议

（1）进食方式及食物质地。

（2）进食建议。

（3）吞咽治疗方案。

（4）进一步评估的需要。

（5）治疗密度。

10. 治疗目标

（1）长期及短期目标。

（2）针对性、可量度、切实、相关、有时限性。

11. 治疗进度

（1）治疗次数。

（2）治疗表现及成效。

12. 治疗计划

（1）进食或食物的改变。

（2）其后治疗计划。

（3）进一步评估或转诊。

（二）模版参考

见表 4-1。

表 4-1　吞咽障碍临床吞咽评估记录

吞咽障碍临床吞咽评估记录

病室：　　　　　床号：　　　　　住院号：

姓名：　　　　　性别：　　　　　年龄：　　　　　语言：

评价日期：　　年　月　日　　发病日期：　　住院日期：

文化程度：　　　　　　　　　职业：

联系方式：　　　　　　　　　住址：

转诊给途径：

转诊给及求诊原因：

主诉：

临床诊断：

影像学检查：

言语语言障碍诊断：

既往史：　　　　　　　　　家族史：

治疗经历：

一、评价

（一）主观评估

（二）床旁沟通评估

续表

吞咽障碍临床吞咽评估记录
（三）脑神经评估 / 口肌评估
（四）进食评估及其他评估
二、吞咽障碍诊断
分期：　　　　严重程度分级：
三、建议
（一）进食方式
NOP/OP/ 鼻饲 /PEG/ 其他：
（二）食物质地建议
（三）进食建议
姿势、喂食方法、量及时间、代偿性策略等：
（四）进一步评估需要
VFSS/FEES：是 / 否　　　　日期：
（五）治疗方案
短期治疗目标：
长期治疗目标：
治疗计划：
（六）指导家属及陪护
（七）跟进日期
（八）其他
评估人员

三、治疗报告结构

（一）结构及内容

（1）日期。

（2）患者资料。

（3）治疗人员。

（4）治疗目标。

（5）治疗进度。

（6）治疗建议。

（二）模版参考

见表4-2。

表4-2　吞咽障碍临床治疗记录

吞咽障碍临床治疗记录

病室：	床号：	住院号：

病室：　　　　　床号：　　　　　住院号：

姓名：　　　　　性别：　　　　　年龄：　　　　　语言：

评价日期：　　　　　　　　发病日期：　　　住院日期：

一、治疗目标

（一）短期治疗目标：

（二）长期治疗目标：

二、治疗进度

三、治疗建议

（一）进食方式：

（二）食物质地建议：

（三）进食建议：

（四）治疗计划：

（五）指导家属及陪护：

（六）跟进日期：

（七）其他：

　　　　　　　　　　　　　　　　　　治疗人员：

四、吞咽评估及治疗进度测量

（一）描述性评估及进度测量

1. 特点

（1）主观性。

（2）临床应用。

（3）文字描述或非标准等级。

（4）能针对细微变化。

2. 内容

（1）文字详细描述。例如，患者有中度吞咽反射迟缓及轻微喉上抬不足，导致吞咽稀薄液体时有间歇性咳嗽，表现出有床边误吸的征兆。进食糊状食物及少稠流质（此按香港地区吞咽障碍食物标准描述，各地区可以按照本地区标准进行描述）则没有明显误吸征兆。

（2）自定等级。如正常、轻度、中度、严重。

（二）量表

1. 特点

（1）客观性。

（2）研究应用。

（3）标准等级。

（4）比较困难量度细微变化。

2. 量表介绍

（1）评估及进度测量量表。

1）澳大利亚治疗结果量表（Australian therapy outcome measures，AusTOMs）（Morris et al., 2004），可分为三部分障碍，包括活动受限、日常活动参与受限、情绪健康。

2）曼恩吞咽能力评估量表（mann assessment of swallowing ability，MASA）（Mann，2002）。针对脑卒中后的吞咽情况的评估量表。

（2）吞咽障碍结局与严重度量表。

1）吞咽障碍结局与严重度量表（dysphagia outcome and severity scale，DOSS）（O'Neil et al.，1999）。见表4-3。

表4-3　DOSS评分

7 = 任何情况下均正常

6 = 有功能限制 / 改良的独立

5 = 轻度吞咽障碍：无须身体接触的监督，某一种黏稠饮食可能受限

4 = 轻、中度吞咽障碍：时常监督 / 指示，一或两种黏稠饮食能受限

3 = 中度吞咽障碍：需要完全辅助、监督或给予代偿性策略，两种或多种黏稠饮食能受限

2 = 中度吞咽障碍：最大可能应用辅助或仅部分经口营养的代偿性策略

1 = 严重吞咽障碍：不能安全耐受任何经口营养

2）布里斯班皇家医院吞咽评估量表（royal brisbane hospital outcome measure for swallowing，RBHOM）（Bassett et al.，1993）。见表4-4。

表4-4　RBHOM评分

1 = 误吸唾液

2 = 唾液处理困难但能保护呼吸道

3 = 能处理唾液

4 = 只能进食少量稀薄或稠流质

5 = 能进食黏稠饮食，需要营养辅助

6 = 能进食黏稠饮食，不需要营养辅助

7 = 黏稠饮食升级

8 = 吞咽能力达理想程度

9 = 吞咽能力达发病前程度

10 = 吞咽能力胜于发病前程度

3）摄食 – 吞咽障碍的等级评定（腾岛一郎，1993）。见表4-5。

表 4-5 摄食 – 吞咽障碍的等级评定

四级评定标准	十级评定标准及相应治疗方案
Ⅰ. 重度	1. 吞咽困难或不能，不适合吞咽训练
无法经口腔摄食，完全需辅助进食	2. 误咽严重，吞咽困难或不能，基础性吞咽训练
	3. 误咽减少，可进行摄食计划
Ⅱ. 中度	4. 少量摄食
经口腔和辅助营养	5. 一部分（1~2 餐）营养摄取可经口腔进行
	6. 三餐经口腔摄取营养
Ⅲ. 轻度	7. 三餐均可经口腔摄取吞咽食品
完全经口腔进食	8. 除特别难吞咽的食物外，三餐均可经口腔摄取
	9. 可以摄取吞咽普通食物，但需要临床观察和指导
Ⅳ. 正常	10. 摄食-吞咽能力正常
完全由口腔进食	

注：进食需要帮助时加上 A 字（如：7A）

4）功能性经口摄食量表（Functional Oral Intake Scale，FOIS）（Crary et al ., 2002）。见表 4-6。

表 4-6 FOIS 评级

Level 1 级：不能经口进食

Level 2 级：依赖管饲进食，最小量的尝试进食食物或液体

Level 3 级：依赖管饲进食，经口进食单一质地的食物或液体

Level 4 级：完全经口进食单一质地的食物

Level 5 级：完全经口进食多种质地的食物，但需要特殊的准备或代偿

Level 6 级：完全经口进食不需要特殊的准备，但有特殊的食物限制

Level 7 级：完全经口进食没有限制

参考文献

1. 才藤栄一 . 摂食 . 咽下リハビリテーション . 2 版 . 日本：医歯薬出版株式会社，2007：462.

2. 窦祖林 . 吞咽障碍评估与治疗 . 北京：人民卫生出版社，2009.

3. 靳慧，丁斌蓉，杨霞，等 . 北京版 MoCA 在长沙地区缺血性脑血管患者群中的应用及长沙版 MoCA 的形成 . 中国神经精神疾病杂志，2011，37（6）：349-353.

4. 邢理平 . 目的模式与会话连贯分析 . 外语学刊，2008，5：017.

5. 窦祖林 . 吞咽障碍评估与治疗 . 北京：人民卫生出版社，2009.

6. Logemann JA. 吞咽障碍评估与治疗 . 盛华，总校阅 . 周芳绮，陈秀文，曾凤菊，等，译 . 台北：心理出版社，2005：326-329.

7. American Speech-Language-Hearing Association. Roles of speech-language pathologists in swallowing and feeding disorders：technical report.（2001）. www.asha.org/policy/TR2001-00150.htm

8. American Speech-Language-Hearing Association.（2000）. Clinical indicators for the instrumental assessment of dysphagia.（2000）. www.asha.org/policy/GL2000-00047.htm

9. American Speech-Language-Hearing Association. Preferred practice patterns for the profession of speech-language pathology.（2004-09）[2013-08-01].http：//www.asha.org/policy/PP2004-00191

10. Antonios N, Carnaby-Mann G, Crary M, et al. Analysis of a physician tool for evaluating dysphagia on an inpatient stroke unit：the modified Mann Assessment of Swallowing Ability. Journal of Stroke and Cerebrovascular Diseases, 2010, 19（1）：49-57.

11. Berzlanovich A. M, Fazeny-Dörner B, Waldhoer T, et al. Foreign body asphyxia：a preventable cause of death in the elderly. American journal of preventive medicine, 2005, 28（1）：65-69.

12. BleachN R. The gag reflex and aspiration：a retrospective analysis of 120 patients assessed by videofluoroscopy. Clinical Otolaryngology & Allied Sciences, 1993, 18（4）：303-307.

13. Borr C, Hielscher-Fastabend M, Lücking A. Reliability and validity of cervical auscultation. Dysphagia, 2007, 22（3）：225-234.

14. Braun-Janzen C, Sarchuk L, Murray R P. Roles of speech-language pathologists and nurses in providing communication intervention for nonspeaking adults in acute care：A regional pilot study. Canadian Journal of Speech-Language Pathology and Audiology, 2009, 33（1）：5-23.

15. Cassens D, Johnson E, Keelan S. Enhancing taste, texture, appearance, and presentation of pureed food improved resident quality of life and weight status. Nutrition Reviews, 1996, 54（1）: S51.

16. Cichero J, Steele A, Duivestein Y, et al. The Need for International Terminology and Definitions for Texture-Modified Foods and Thickened Liquids Used in Dysphagia Management: Foundations of a Global Initiative. Current Physical Medicine and Rehabilitation Reports, 2013, 1（4）: 280-291.

17. Clavé P, Arreola V, Romea M, et al. Accuracy of the volume-viscosity swallow test for clinical screening of oropharyngeal dysphagia and aspiration. Clinical Nutrition, 2008, 27（6）: 806-815.

18. Cook I J, Kahrilas P J. AGA technical review on management of oropharyngeal dysphagia. Gastroenterology, 1999, 116（2）: 455-478.

19. Crary M A, Mann G D C, Groher M E. Initial psychometric assessment of a functional oral intake scale for dysphagia in stroke patients. Archives of physical medicine and rehabilitation, 2005, 86（8）: 1516-1520.

20. Dantas R O, Dodds W J. Effect of bolus volume and consistency on swallow-induced submental and infrahyoid electromyographic activity. Brazilian journal of medical and biological research, 1989, 23（1）: 37-44.

21. Davalos A, Ricart W, Gonzalez-Huix F, et al. Effect of malnutrition after acute stroke on clinical outcome. Stroke, 1996, 27（6）: 1028.

22. DePippo K L, Holas M A, Reding M J. Validation of the 3-oz water swallow test for aspiration following stroke. Archives of neurology, 1992, 49（12）: 1259-1261.

23. Ding R, Logemann J A, Larson C R, et al. The effects of taste and consistency on swallow physiology in younger and older healthy individualsa surface electromyographic study. Journal of Speech, Language, and Hearing Research, 2003, 46（4）: 977-989.

24. Cichero J A, Steele C, Duivestein J, et al. The need for international terminology and definitions for texture-modified foods and thickened liquids used in dysphagia management: foundations of a global initiative. Current physical medicine and rehabilitation reports, 2013, 1（4）: 280-291.

25. Ertekin C, Aydogdu I. Neurophysiology of swallowing. Clinical Neurophysiology, 2003, 114（12）: 2226-2244.

26. Furuta M, Komiya‐Nonaka M, Akifusa S, et al. Interrelationship of oral health status, swallowing function, nutritional status, and cognitive ability with activities of daily living in Japanese elderly people receiving home care services due to physical disabilities. Community dentistry and oral epidemiology, 2013, 41（2）: 173-181.

27. Garcia J M, Chambers I V E. Managing dysphagia through diet modifications. AJN The American Journal of Nursing, 2010, 110（11）: 26-33.

28. Germain I, Dufresne T, Gray-Donald K. A novel dysphagia diet improves the nutrient intake of institutionalized elders. Journal of the American Dietetic Association, 2006, 106（10）: 1614-1623.

29. Groher M E, McKaig T N. Dysphagia and dietary levels in skilled nursing facilities. Journal of the American Geriatrics Society, 1995, 43（5）: 528-532.

30. Hays N P, Roberts S B. The anorexia of aging in humans.Physiology & behavior, 2006, 88（3）: 257-266.

31. Jean A. Brain stem control of swallowing: neuronal network and cellular mechanisms. Physiological reviews, 2001, 81（2）: 929-969.

32. Kertscher B, Speyer R, Palmieri M, et al. Bedside screening to detect oropharyngeal dysphagia in patients with neurological disorders: an updated systematic review. Dysphagia, 2014, 29（2）: 204-212.

33. Kondrup J E S P E N, Allison S P, Elia M, et al. ESPEN guidelines for nutrition screening 2002. Clinical nutrition, 2003, 22（4）: 415-421.

34. Langmore S E, Terpenning M S, Schork A, et al. Predictors of aspiration pneumonia: how important is dysphagia? Dysphagia, 1998, 13（2）: 69-81.

35. Leder S B. Gag reflex and dysphagia. Head & neck, 1996, 18（2）: 138-141.

36. Leopold N A, Kagel M C. Prepharyngeal dysphagia in Parkinson's disease. Dysphagia, 1996, 11（1）: 14-22.

37. Leslie P, Drinnan M J, Zammit-Maempel I, et al. Cervical auscultation synchronized with images from endoscopy swallow evaluations. Dysphagia, 2007, 22（4）: 290-298.

38. Logemann J A, Kahrilas P J, Cheng J O A N, et al. Closure mechanisms of laryngeal vestibule during swallow. American Journal of Physiology-Gastrointestinal and Liver Physiology, 1992, 262（2）: G338-G344.

39. Loughlin G M, Lefton-Greif M A. Dysfunctional swallowing and respiratory disease in children. Advances in pediatrics, 1994, 41: 135.

40. Maccarini A R, Filippini A, Padovani D, et al. Clinical non-instrumental evaluation of dysphagia. Acta Otorhinolaryngologica Itálica, 2007, 27, 299-305.

41. Martin B J, Logemann J A, Shaker R, et al. Coordination between respiration and swallowing: respiratory phase relationships and temporal integration. Journal of Applied Physiology, 1994, 76（2）: 714-723.

42. Martino R, Foley N, Bhogal S, et al. Dysphagia after stroke incidence, diagnosis, and pulmonary complications. Stroke, 2005, 36（12）: 2756-2763.

43. Martino, Silver, Teasell, et al. The Toronto Bedside Swallowing Screening Test（TOR-BSST）:

Development and Validation of a Dysphagia Screening Tool for Patients With Stroke. Stroke, 2009, 40（2）: 555-561.

44. Mcconnel F. Analysis of pressure generation and bolus transit during pharyngeal swallowing. The Laryngoscope, 1988, 98（1）: 71-78.

45. Morgan A T, Omahoney R, Francis H. The use of pulse oximetry as a screening assessment for paediatric neurogenic dysphagia. Developmental neurorehabilitation, 2008, 11（1）: 25-38.

46. Mueller C, Compher C, Ellen D M. ASPEN clinical guidelines nutrition screening, assessment, and intervention in adults. Journal of Parenteral and Enteral Nutrition, 2011, 35（1）: 16-24.

47. National Patient Safety Agency, Royal College Speech and Language Therapists, British Dietetic Association, National Nurses Nutrition Group, Hospital Caterers Association. Dysphagia diet food texture descriptions.（2011）. http: //www.ndr-uk.org/Generalnews/dysphagia-diet-food-texture-descriptors.html

48. O'Neil K H, Purdy M, Falk J, et al. The dysphagia outcome and severity scale. Dysphagia, 1999, 14（3）: 139-145.

49. Pace C C, McCullough G H. The association between oral microorgansims and aspiration pneumonia in the institutionalized elderly: review and recommendations. Dysphagia, 2010, 25（4）: 307-322.

50. Palmer J B, Rudin N J, Lara G, et al. Coordination of mastication and swallowing. Dysphagia, 1992, 7（4）: 187-200.

51. Pouderoux P, Kahrilas P J. Deglutitive tongue force modulation by volition, volume, and viscosity in humans. Gastroenterology, 1995, 108（5）: 1418-1426.

52. Reimers-Neils L, Logemann J, Larson C. Viscosity effects on EMG activity in normal swallow. Dysphagia, 1994, 9（2）: 101-106.

53. Scannapieco F A. Role of oral bacteria in respiratory infection. Journal of periodontology, 1999, 70（7）: 793-802.

54. Shaker R, Cook I J, Dodds W J, et al. Pressure-flow dynamics of the oral phase of swallowing. Dysphagia, 1998, 3（2）: 79-84.

55. Shaker R, Dodds W J, Dantas R O, et al. Coordination of deglutitive glottic closure with oropharyngeal swallowing. Gastroenterology, 1990, 98（6）: 1478-1484.

56. Sharma J C, Fletcher S, Vassallo M, et al. What influences outcome of stroke--pyrexia or dysphagia?. International journal of clinical practice, 1990, 55（1）: 17-20.

57. Stahlman L B, Garcia J M, Chambers E, et al. Perceptual ratings for pureed and molded peaches for individuals with and without impaired swallowing. Dysphagia, 2001, 16（4）: 254-262.

58. Stahlman L B, Garcia J M, Hakel M, et al. Comparison ratings of pureed versus molded fruits: preliminary results. Dysphagia, 2000, 15（1）: 2-5.

59. Suiter D M, Leder S B, Karas D E. The 3-ounce（90-cc）water swallow challenge: a screening test for children with suspected oropharyngeal dysphagia. Otolaryngology--Head and Neck Surgery, 2000, 140（2）: 187-190.

60. Tanner D C. Dysphagia malpractice: Litigation and the expert witness. Journal of Medical Speech-Language Pathology, 2007, 15（1）: 1-7.

61. Teitelbaum D, Guenter P, Howell W H, et al. Definition of terms, style, and conventions used in ASPEN guidelines and standards. Nutrition in Clinical Practice, 2005, 20（2）: 281-285.

62. Terre R, Mearin F. Oropharyngeal dysphagia after the acute phase of stroke: predictors of aspiration. Neurogastroenterology & Motility, 2006, 18（3）: 200-205.

63. Vivanti A P, Campbell K L, Suter M S, et al. Tribution of thickened drinks, food and enteral and parenteral fluids to fluid intake in hospitalised patients with dysphagia. Journal of human nutrition and dietetics, 2009, 22（2）: 48-155.

64. Wang T G, Chang Y C, Chen S Y, et al. Pulse oximetry does not reliably detect aspiration on videofluoroscopic swallowing study. Archives of physical medicine and rehabilitation, 2005, 86（4）: 730-734.

65. Warms T, Richards J. "Wet Voice" as a predictor of penetration and aspiration in oropharyngeal dysphagia. Dysphagia, 2000, 15（2）: 84-88.

66. Zoungrana O R, Amri M, Car A, et al. Intracellular activity of motoneurons of the rostral nucleus ambiguus during swallowing in sheep. Journal of neurophysiology, 1997, 77（2）: 909-922.